中医非物质文化遗产临床经典读本

第一辑

松厓医径

（第二版）

明·程　玠◎著

李　君◎校注

中国健康传媒集团

中国医药科技出版社

图书在版编目（CIP）数据

松厓医径 /（明）程玠著；李君校注 . —2 版 . — 北京：中国医药科技出版社，2019.7

（中医非物质文化遗产临床经典读本）

ISBN 978-7-5214-0835-5

Ⅰ . ①松… Ⅱ . ①程… ②李… Ⅲ . ①医经－中国－明代 Ⅳ . ① R22

中国版本图书馆 CIP 数据核字（2019）第 032896 号

美术编辑 陈君杞

版式设计 也 在

出版 **中国健康传媒集团** ｜ 中国医药科技出版社

地址 北京市海淀区文慧园北路甲 22 号

邮编 100082

电话 发行：010 - 62227427 邮购：010 - 62236938

网址 www.cmstp.com

规格 880×1230mm $\frac{1}{32}$

印张 5 $\frac{1}{8}$

字数 107 千字

初版 2010 年 12 月第 1 版

版次 2019 年 7 月第 2 版

印次 2019 年 7 月第 1 次印刷

印刷 三河市万龙印装有限公司

经销 全国各地新华书店

书号 ISBN 978-7-5214-0835-5

定价 **22.00 元**

获取新书信息、投稿、为图书纠错，请扫码联系我们。

《松厓医径》，明·程玠著。全书共四卷，分为前、后二集，前集论述伤寒及伤寒诸证、六经分属病证、五脏和命门脉证，并附治病合用药方165首，包括汤类、饮煎类、散类、丸类等。后集分述内科杂病，兼及外科、妇科、儿科、目齿等病证证治，是一部综合性著作。程氏钻研《伤寒杂病论》颇有心得，临床诊治均宗仲景之旨，提出"杂病准伤寒治法"的观点，认为古人之方虽为一病而设，亦可数处兼用。如：四君子汤可以补气，可以调气，可以降气，凡涉于气证者皆可用之；四物汤可以补血，可以调血，又可止血，凡涉及血证者皆可用之。又宗前贤"肝肾同归于一治"之说，阐述"心肺亦当同归一治"之论，均可井惠后学。程氏深究脉学，多有发挥，尝谓："治病之要，不过切脉辨证处治三者而已，三者之中，又以切脉为先。"故将五脏及命门分为六图，各以脏腑附之，俱分浮中沉三候，浮沉之中又分迟数平，迟数之中又分虚实冷热，举其要而括为图说，各具其证与方药。所录皆常用之方，每可互通，且颇多藏之不予示人的秘传效方，可资临床参考和借鉴。

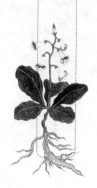

内容提要

《中医非物质文化遗产临床经典读本》

编 委 会

出版者的话

　　中国从有文献可考的夏、商、周三代，就进入了文明的时代。中国人认为自己是炎黄的子孙，若以此推算，中国的文明史可以追溯到五千年前。中华民族崇尚自然，形成了"天人合一"的信仰，中医学就是在这种信仰的基础上产生的一种传统医学。

　　中医的起源可以追溯到炎帝、黄帝时期，根据考古、文献记载和传说，炎帝神农氏发明了用药物治病，黄帝轩辕氏创造脏腑经脉知识，炎帝和黄帝不仅是中华民族的始祖，也是中医的缔造者。

　　大约在公元前 1600 年，商代的伊尹发明了用"汤液"治病，即根据不同的证候把药物组合在一起治疗疾病，后世称这种"汤液"为"方剂"，这种治病方法一直延续到现在。由此可见，中华民族早在 3700 多年前就发明了把各种药物组合为"方剂"治疗疾病，实在令人惊叹！商代的彭祖用养生的方法防治疾病，中国人重视养生的传统至今深入民心。根据西汉司马迁《史记》的记载，春秋战国时期的秦越人扁鹊善于诊脉和针灸，西汉仓公淳于意善于辨证施治。这些世代传承积累的医药知识，到了西汉时期已蔚为大观。汉文帝下诏命刘向等一批学者整理全国的图书，整理后的图书分为六大类，即六艺、诸子、诗赋、兵书、术数、方技，方技即医学。刘向等校书，前后历时 27 年，是对中国历史文献最为壮观的结集、整理、研究，真正起到了上对古人、下对子孙后代的承前启后的作用。后之学者，欲考中国学术的源流，可以此为纲鉴。

这些记载各种医学知识的医籍，传之后世，被遵为经典。医经中的《黄帝内经》，记述了生命、疾病、诊疗、药物、针灸、养生的原理，是中医学理论体系形成的标志。这部著作流传了2000多年，到现在，仍被视为学习中医的必读之书，且早在公元7世纪，就传播到了周边一些国家和地区，近代以来，更是被翻译成多种语言，在世界许多国家广泛传播。

经方医籍中记载了大量以方治病和药物的知识，其中有《汤液经法》一书，相传是伊尹所作。东汉时期，人们把用药的知识编纂为一部著作，称《神农本草经》，其中记载了365种药物的药性、产地、采收、加工和主治等，是现代中药学的起源。中国历代政府重视对药物进行整理规范，著名的如唐代的《新修本草》、宋代的《证类本草》，到了明代，著名医学家李时珍历经30余年研究，编撰了《本草纲目》一书，在世界各国产生了广泛影响。

东汉时期的张仲景，对医经、经方进行总结，创造了"六经辨证"的理论方法，编撰了《伤寒杂病论》，成为中医临床学的奠基人，至今仍是指导中医临床的重要文献。这部著作早在公元700年左右就传到日本等国家和地区，一直受到重视。

西晋时期，皇甫谧将《素问》《针经》和《黄帝明堂经》进行整理，编纂了《针灸甲乙经》，系统地记录了针灸的理论与实践，成为学习针灸的经典必读之书，一直传承到现在。这部著作也被翻译成多种语言，在世界各地广泛传播。

中医学在数千年的发展历程中，创造积累了丰富的医学理论与实践经验，仅就文献而言，保存下来的中医古籍就有1万余种。中医学独特的思想与实践，在人类社会关注健康、重视保护文化多样性和非物质文化遗产的背景下，显现出更加旺盛的生命力。

中医药学与中华民族所有的知识一样，是"究天人之际"的学问，所以，中国的学者们信守着"究天人之际，通古今之变，成一家之言"的至理。《素问·著至教论篇》记载黄帝与雷公讨论医道说："而道，上知天文，下知地理，中知人事，可以长久。以教众庶，亦不疑殆。医道论篇，可传后世，可以为宝。"这段话道出了中医学的本质。中医是医道，医道是文化、是智慧，《黄帝内经》中记载的都是医道。医道是究天人之际的学问，天不变，道亦不变，故可以长久，可以传之后世，可以为万世之宝。

医道可以长久，在医道指导下的医疗实践，也可以长久。故《黄帝内经》中的诊法、刺法可以用，《伤寒论》《金匮要略》《备急千金要方》《外台秘要》的医方今天亦可以用，《神农本草经》《证类本草》《本草纲目》的药今天仍可以用。

或许要问，时间太久了，没有发展吗？不需要创新吗？其实，求新是中华民族一贯的追求。如《礼记·大学》说："苟日新，日日新，又日新。"清人钱大昕有一部书叫《十驾斋养新录》，他以咏芭蕉的诗句解释"养新"之义说："芭蕉心尽展新枝，新卷新心暗已随，愿学新心养新德，长随新叶起新知。"原来新知是"养"出来的。

中华民族"和实生物，同则不继"的思想智慧，与当今国际社会提出的保护和促进文化多样性、保护人类的非物质文化遗产的需求相呼应。世界卫生组织2000年发布的《传统医学研究和评价方法指导总则》中，将"传统医学"定义为"在维护健康以及预防、诊断、改善或治疗身心疾病方面使用的各种以不同文化所特有的理论、信仰和经验为基础的知识、技能和实践的总和"，点明了文化是传统医学的根基。习近平总书记深刻指出："中医药学是中国古代科学的瑰宝，也是打开中华文明宝库的钥匙。"这套丛书的整理出版，也是为了打磨好中医药学这把钥匙，以期打开中华文明这个宝库。

希望这套书的再版，能够带您回归经典，重温中医智慧，获得启示，增添助力！

中国医药科技出版社

2019 年 6 月

校注说明

　　《松厓医径》，明·程玠著。程玠（生卒年月不详），字文玉，又字松崖（或作厓），号丹崖，新安古歙县人（今安徽歙县）富竭乡槐塘村人，明朝成化甲辰（公元1484年）考中进士，官至观户部政，曾作为钦差奉使江南。程玠少时勤研儒术和医学，医儒并精，兼通占卜星历等杂学。因儒学功底渊深，公余精研医学，著述颇丰，有《松厓医径》《简明眼科学》《脉法指明》《医论集粹》《眼科易知录》《眼科秘方》《眼科宝籍》《眼科应验良方》等存世。他在眼科方面的成就尤其突出，是新安医学长河里集眼科大成的一代名医，在中医眼科史上举足轻重。虽不及其眼科著作之盛名，《松厓医径》确也是程氏毕生得意之作，内容涉及内外妇儿等临床各科，尤重伤寒诸证及内科杂病的诊治。其治疗伤寒、杂病均法宗仲景，书中提出"杂病准伤寒治法"的观点，并将各脏脉证举要括为图说，各具证治，且收录、创制了不少秘传良药验方，临床施治效果很好，在理论和实践上对后世医学作出了重要贡献。

　　该书最早的刻本为明万历二十八年庚子（1600年）刻本（简称万历本），另有明天启五年乙丑（1625年）程榏校刻本（简称天启本）、明刻本等，其后的清康熙九年庚戌（1670年）刻本及清雍正抄本等多为残本，内容多有缺失。此次整理，即以万历本为底本，天启本为主校本，另以清雍正抄本、《珍本医书集成》本等为校资。本书校注方法具体如下：

凡底本与校本有异，若显系底本错讹而校本正确者，则据校本改正或增删底本原文，并出校记；如属校本有误而底本不误者，则不出注；若难以肯定何者为是，则出校记，说明互异之处，但不改动底本原文。

作者引用文献，每有剪裁省略，凡不失原意者，仍存其旧；对有明显错误者，则据原书予以校正，并出校注说明。

凡繁体字、异体字、俗字均径改为通行之简体字，不出校记。

全书添加现行的标点符号，以利阅读。

原书为竖排版，现改为横排，故凡指方位的"右""左"，均相应地径改为"上""下"。

限于水平，校点中难免存在缺点和错误，敬请同道指正。

校注者

2010 年 6 月

序 〜

　　窃谓：蒲牢鲸发，匪伊铮铮而小叩小响，义驭乌飞，于昭赫赫而隙露隙光。是故伊祈则天，文章笔焕；尼父天纵，多能是称。盖难名，诚蔑可名，可名式征难名者也。吾家先达松厓公，钟灵迈种，骏发媲前，麟经阐四十二年微权，雖谈掞千百亿世要眇，嘐嘐尚古，异兹章句者伦，籍籍蜚声，匪直肇悦之秀，酬世之文，经世之务，褒自丘太史，不悖之义，不回之节，重于孙郡侯，圣诠淹贯，众技旁通，天官书，入康用，和之室，星历学，订郭守敬之差，金版玉韬，甲兵百万，望腹木牛流马，机窍毫茫中微。援经推传过眭生，射覆布筹追曼倩。古今独步，业擅活人，未饮上池，凤禀见垣洞照，一吹邹律，顿回寒谷阳春。狄梁公侪彼慈仁，华元化逊其神圣，与槟沁丹，起产娃于既殂，嘱御投剂，苏备媪于濒危，诊季兰豫卜尽于乳岩，闻广咳逆知荣于视篆。厥惟缙绅之列，大树神奇之勋。春卿徐宗伯沉疴痤，少宰耿澍人鬼録逬，寰宇沾濡妙法，雨中生皈依大医王，著作遗编，充囊溢笈。星纪有探源，历学有正谬，读易有解，握数有诠，太素有脉诀，见证有辨疑。他如窍玄窍，测气母，旋斡阴阳，驱役神物，殚变幻，夺化功，著述烂漫，编籍缤纷。顾恐不善用之启聱，不欲晋以误人。爰于易簧，秉畀祝融，为顿根谋，厥有医径，脉之虚实浮沉，图列证之，迁徙疑似。论详方递类陈，制乘用别，族医披笈，捷若

1

狭斜，传布人间，递相手录。迩为郭象之辈，袭易折肱之名，蒙羊质以豹文，饰鷇音以凤鸣。余家追惟先达，始愿本为后学指迷。乃者良医痴隐郑君仁术振乡，得家先达之谛传，国手当家，辑诸秘藏之记载，爰购伪刻，更定真宗，寰窃以家先达早罗百氏，晚获一鸣，壮行束于促程，远猷闷于骎骎，弗克作邦国药石，乃尔与么髀竟名耶？脱猎名计，则前有尹冢宰丘翰林之揄扬，今有江驮府古郡侯之慨慕。良之多矣！医径奚为？第重郑君高谊而序其略云。

时万历庚子孟冬月吉旦
赐进士第文林郎刑部山西司主事
前知光泽新建县事姪孙寰顿首拜譔

凡　例

一、治病之要，不过切脉、辨证、处治三者而已。三者之中，又以切脉为先，苟切脉有差，则临证施治，未免有实实虚虚之患。但脉有七表、八里、九道，形状颇多，形同实异，未易尽之。今将各脏脉证，姑举其要，括而为图，虽不能弘邃奥妙，以尽古人之本指，初学据此而行，由是而驯至乎！古圣人之全书可也。

二、脉名二十有四，非深于其道及有所授受者，未易识也。先贤谓：脉道虽多，而浮、沉、迟、数四目，足以该之。然迟、数之中，又有虚、实、冷、热之分，今以迟、数属浮、沉；以虚、实、冷、热属迟、数。曰滑，曰实，曰紧，曰弦，曰洪，曰长，曰促，曰牢，曰动，实热之候也；曰芤，曰微，曰缓，曰涩，曰伏，曰濡，曰弱，曰短，曰虚，曰结，曰代，曰细，虚冷之候也。今括以为图说，各具其证，与处药治病之方于各图之下。

三、以五脏及命门分为六图，各以腑附之俱分浮、中、沉三候。浮沉之中，又分迟、数、平；浮沉之中，又分虚、实、冷、热。至于中与平，则随其高下而准，准于肌肉之上，为浮为表；肌肉之下，为沉为里；肌肉之间，为半表半里，是之谓中。各以类相从，徐者为迟，疾者为数，无力者为虚，有力者为实。迟为阴，阴冷也，郁则生热；数为阳，阳热也，郁则生寒。初学据此，以求其病，亦庶矣。

四、古人方，固有为一病而设者，亦有数处用者，如四君子汤，可以补气，可以调气，又可以降气，凡涉于气证者，皆可用之。四物汤，可以补血，可以调血，又可以止血，凡涉于血证者，皆可用之。前辈云：肝肾同归于一治。愚谓心肺亦当同归于一治。有如八味丸之类，既可以补肾，又可以补肝；金花丸之类，既可以治心，亦可以治肺。肾也，肝也，心也，肺也，既可以通治，而脾也，独不可以通治乎！脾居中州，贯乎四脏，故善治四脏者，未有不治乎脾。此承气汤之类，又能治四脏之邪者，为是故也。引而申之，触类而长之，无不如是。故此一书，皆摘人所常用之方，互可相通者，填注于各证之下，编成序次，使人易于披阅。或病证时有出入，又当以意消息，互相假借而用可也。

五、如旧方分两与今不同，谓一分者，即今之二钱半也；谓一字者，即今之二分半也；谓一升者，即今之一茶盏也。又皆总开若干，仓卒用药，未免有布算之劳。今于各方之下，悉准今之权量，作一剂折算。

六、人有大小老少，病有新久浅深，故医者因之而酌为衡量，是以旧方汤液剂量，有用二三钱者，有用四五钱者，有用七八钱者至一两者。用药概用大剂，病者请药，辄喜大剂，殊失古人之意。按局方中劫药至多而剂量至少，如嘉禾散、隔气散，以二钱为剂；五香散、秘传降气汤，以三钱为剂，他方中多不过四钱五钱而止。又按：东垣脾胃论，于除风湿羌活汤，每服称三钱，升阳散火汤每服称半两，古人制方或增损，或应病，率以轻剂为则，治之不愈，然后用重剂焉。于偏寒偏热，峻下之方，既以中剂为率，又在用药者临时制宜以加减云。

七、按仲景活人书，为医方之祖，其用姜皆有分两，及有不用姜者。今世药剂，每服皆用姜三片，无服无者，故于用姜条下，必开其数，不开者不须用，于本方外加药有合用姜者，又在临时去取。

八、炮制药料，自古各有法制，今不别立篇目，就于各方当制之药下细注，临用之际，必须依法制度，不可厌烦而轻率忽略以误人也。

九、云用水一盏，即今之茶盏也，约计半斤许，凡用水仿此为准。

十、布列五脏命门六图并系方之外，又立各证。散购诸家秘藏妙方，皆愚尝试应效，备录于后，欲使学者执衡之有权耳。谚云：传方优于施药。同志君子，知之非沽名也钦。

目 录

🪷 前集

杂病准伤寒治法 ……………………………… 1

伤寒伤风辨证 …………………………………… 1

伤寒证 …………………………………………… 1

伤风证 …………………………………………… 2

伤寒见风伤风见寒 ……………………………… 2

伤寒伤风传至肌肉 ……………………………… 3

传经 ……………………………………………… 3

传少阳 …………………………………………… 4

传阳明经 ………………………………………… 4

传三阴经 ………………………………………… 4

结胸以下皆坏症也 ……………………………… 5

痞 ………………………………………………… 6

蓄血 ……………………………………………… 6

发黄 ……………………………………………… 7

发斑阴证附条下 ………………………………… 7

痉病阴痓附条下 ·················· 8

伤寒治法 ····················· 8

伤寒坏病变证 ·················· 13

伤风附 ······················ 15

辨伤寒潮热形证死诀 ············· 16

辨外证九候死诀 ················ 16

入患门察形证诀 ················ 16

六经分属病证 ·················· 17

治病合用药方 ·················· 39

🪷 后集

中风一 ······················ 69

中寒二 ······················ 70

中暑三 ······················ 70

中湿四 ······················ 71

感冒五 ······················ 72

内伤六 ······················ 74

郁证七 ······················ 77

痰饮八 ······················ 78

咳嗽九 ······················ 79

疟证十 ······················ 80

泄泻十一 ····················· 81

痢十二 ······················ 82

呕吐恶心十三 84

吞酸十四 85

嘈杂嗳气十五 85

梅核气十六 86

水肿臌胀十七 86

虚损十八 87

劳怯十九 91

头痛二十 92

心痛二十一即胃脘痛 93

腹痛二十二 94

腰痛二十三 95

气证二十四 96

疝气二十五 97

痛风二十六 97

目病二十七 100

咽喉二十八 101

齿病二十九 102

血证三十 103

汗证三十一 105

心跳惊悸三十二 105

消渴三十三 106

便浊遗精三十四 107

淋闭三十五 107

秘结三十六 108

黄疸三十七 ··· 109

痔漏三十八 ··· 110

疮疡三十九 ··· 111

妇人不孕四十 ··· 121

胎前四十一 ··· 123

产后四十二 ··· 126

小儿四十三 ··· 128

索引 ·· 136

前　集

歙槐塘进士松厓程玠著

贞白居士痴隐郑仲实订

姪孙进士黾持程寰阅

姪孙郡庠生敬通程衍道校

杂病准伤寒治法

人病不止于伤寒，而持立伤寒一法，凡有病而治之，皆当准此以为之绳度也。

伤寒伤风辨证

伤寒无汗，恶寒，面色惨，脉浮紧，鼻壅闭而干，伤风自汗，恶风，面色光泽，其脉浮而缓，鼻流清涕。凡遇新得之病，须要如此别之。

伤寒证

足太阳经，头项痛，腰脊强。以少阳、阳明、太阳三经通论，则此经为表，以本经专论，又当分表之表、表之里之异焉。此经受邪最先。外来之邪，莫甚于寒，寒不伤卫而伤荣，卫不受伤则强。寒主收敛闭，所以无汗，无汗卫强，表之实也。太阳之经，有标有本，标病则身热，本病则恶寒。凡伤寒邪，其候必头项痛、腰脊强、脉浮疾，大略与内伤同。内伤则右关以上脉大于左，口腹为之不利。伤寒则左关以上脉大于右，鼻息为之不利。一二日宜麻黄汤主之，此特举其常数而已。然有一日之内就传经者，亦有二三日只在一经者，不可越经而治。

伤风证

风，阳邪也。风喜伤卫，卫既受伤，则腠理为之不密，所以自汗而恶风，与寒邪伤人不同。寒为肃杀之气，其色必惨，风为鼓舞之气，其色必和，各从其类也。卫者，外卫也，对荣而言，为表之表，对无汗而言，为表之虚。脉来浮缓，然其所可同者，经络标本而已，是以头、项、腰脊俱疼，身表亦为之热，一、二日间，宜用桂枝汤主之。其传经与伤寒无异，当以脉证辨之，但桂枝汤颇燥，非通于脉者，不可用也。遇此经症，莫若用易老神术汤，尤为稳当。

伤寒见风伤风见寒

太阳证，头痛、腰脊强、发热、恶寒、无汗，本伤寒也。又感风邪，其脉浮缓，是伤寒见风也。太阳证，头、项、腰脊俱疼，发热，恶风，自汗，本伤风也，又感寒邪，其脉浮紧，是伤风见寒也，旧用各半汤，今用九味羌活汤。

伤寒、伤风，始得之症不同，至传经皆同，故此后混为一治。

伤寒伤风传至肌肉

太阳经伤寒、伤风，失于解表则传肌肉之间。肌肉之间者，卫荣之下是也。卫荣属太阳之标，肌肉属阳明之标，邪传至此，当一、二日发，其经夹鼻，络于目眦额中。从头下至足，行身之前，以太阳一经而论，则卫为表之表，荣为表之里。以太阳、少阳、阳明三经而论，则少阳为半表半里，阳明为表之里，太阳为表之表也。去太阳未远，其脉尚浮，已入阳明，其脉乃长。未至阳明之本，是以几几而热，目疼鼻干，不得卧也。恶寒症已罢，不可纯用辛热之剂以发之，若误用麻黄桂枝，则有发黄等症，葛根汤主之。

传经

风寒之袭人，有伤经之邪，有传经之邪。其伤经之邪，在卫则桂枝汤，在荣则麻黄汤。其传经之邪，在肌肉，则葛根汤，在经，则用大青龙汤，高下浅深各不同。盖荣卫为表之表，肌肉为表之里，至于经，邪入深矣，恃其未入腑，故亦属表之里焉。表证未已，故头、项、腰脊强痛，身发热，脉浮紧。里证将作，故烦躁引饮，过饮则停水，所以大青龙汤内，用石膏以解烦躁，用杏仁以去水逆。其有身热呕哕，脉来浮而滑者，则用小青龙汤主之。

传少阳

身之后属太阳，身之前属阳明，身之侧属少阳。邪之袭人，在太阳，则恶寒，在阳明，则恶热。少阳居中，介乎二者之间，其经循胁络于耳，始于目锐眦，终于窍阴，交膻中，邪传至此，一寒一热，胸胁痛、耳聋、呕逆、脉弦。太阳在标，可汗而解，麻黄汤是也；在本，可渗而解，五苓散是也。阳明在标，可以解肌，葛根汤是也；在本，可下而解，三承气汤是也。独少阳居中，不表不里，开窍于胆，有入无出，故禁发汗、禁下、禁利小便，惟宜和之，以小柴胡汤。然此方冷热均平，从乎中而治也。苟里证居多，表证居少，又非此方所能也，当治之以大柴胡汤。

传阳明经

邪之伤经，有高下之不同，邪之传经，有浅深之不一。高则桂枝汤，下则麻黄汤，浅则葛根汤、青龙汤，半深半浅，则小柴胡汤，深则大柴胡汤、三承气汤。自柴胡汤以前，皆表之剂也，自小柴胡汤以后，皆下之剂也。未入腑发之，固有微甚矣，已入腑下之，岂无轻重乎！故大柴胡汤治二分里一分表，小承气汤治痞、实两证，调胃承气治痞、燥、实三证，大承气治痞、满、燥、实四证，各各不同也。苟不审而行之，不失之过，则失之不及矣，夫岂可乎！

传三阴经

阳经有太阳、少阳、阳明。阴经有太阴、少阴、厥阴。治

中医非物质文化遗产临床经典读本

阳经顺而易，治阴经逆而难。所以易者，以其治可得而一也；所以难者，以其治不可得而一也，何也？阳经之邪，始寒而终热，有一定之法，人所易知，阴经之邪，或寒而或热，无一定之法，人所难知，苟无所辨，欲下之，则有可温之说，以拒之于中；欲温之，则有可下之说，以脱之于内，二者交战于胸中，殊无定见，岂不误人性命乎！殊不知阴经之邪有二，有自阳经而传来者，有不自阳经而直中者。自阳经而传来，则为热邪，不自阳经来而直中，则为寒邪。热邪为病，在太阴，则腹满而嗌干；在少阴，则口燥、舌干、而渴；在厥阴，则烦满而囊缩，脉皆沉疾而有力，是其经虽阴而证则阳矣。其少阴厥阴，虽有厥逆之症而内则实，恶热而欲得凉也。寒邪为病，在太阴，则腹满而吐利、不渴；在少阴，则吐利欲寐，足胫寒而小便色白，恶寒蜷卧，或脐腹间痛；在厥阴，则手足厥冷，小腹痛，吐利而寒，脉皆沉细而无力，是其经既阴而症又阴也。其少阴、厥阴虽有燥、有烦，干渴之症，终是恶寒而大小便利也。二者之邪，其始之所得，既不同，其终之所至，亦不同，以此别之，若睹黑白，何难之有哉！大凡临证在两似之间，必须审其得病之始，自阳经传来，或六七日，或十数日，得以上阳邪之候，必须下之以承气辈，不自阳经传来而直中之，初病之间遂得以上阴邪之候，必须温之以四逆之辈，庶免实实虚虚之祸，而人无夭札之患矣。

结胸 以下皆坏症也

病属于阳，脉必浮数动滑，当以汗解，医反攻里，里虚则邪气因之而入，动于膈中而为结胸。心下硬满痛，脉沉疾有力，或如柔痉状，或心中懊憹，或喘，或舌上燥，而或汗出际颈而还，或水结心下，其兼见之证虽不同，而为结胸之证则一。按之而痛，或痛甚，手不可近。太阳标发热，与本经头痛所传者，大陷胸汤；太阳标与阳明经潮热所传者，大陷胸丸；太阳标与少阳经胁痛所传者，小陷胸汤，临证务要审详。

痞

痞病属于阴，脉必沉、涩、弱、微、弦，误下之为痞气，按之不痛，谓之虚邪，其状心下妨满，惟所兼之证不同，故所用之方，亦不得而同也。兼热，则用黄连大黄泻心汤；兼冷热不调，则用黄连大黄附子泻心汤；兼阴盛阳虚，则用半夏泻心汤、甘草泻心汤、生姜泻心汤。盖结胸之脉沉实，其病谓之实邪，故下之也急。痞气之脉，关脉必浮，其病谓之虚邪，故下之也缓。彼用大黄则煎之，乃取其气味厚，此用大黄则渍之，取其气味之薄，虽然亦必脉疾而证热，然后用此法，否亦不得以易而试之。其余悉皆阴多阳少者，盖为病发于阴，是以然也，名为泻心，非泻心火之热，泻心下之痞也。读者毋以辞为主焉。

蓄血

阳明证，禁利小便，误之则蓄血下焦；禁发汗，误之则蓄血上焦。未至太阳本，五苓散不中与也，而与之，则亦成蓄血焉。外此，又有不当汗而汗之，为衄血，为唾血，当汗而不汗之，为呕血，为吐血，种种各异。蓄血上焦，必显血证，不待辨而可明也。蓄血中下二焦，本证多有不显，不容以不辨焉。大凡得此症候，小便自利，一也；大便褐色，二也；狂言见鬼、小便淋，三也；小腹满痛，四也；其人如狂、喜忘者，五也；不思水，或漱水不欲咽，六也。轻则桃仁承气汤，重则抵当汤。在上则犀角地黄汤、凉膈散加地黄；中则桃仁承气汤；下则生地丸或抵当汤丸，务以一方对一病，毋容差失。

发黄

脾属土，其色黄，其性湿，以是知黄为脾病也。湿气在里，复瘀热于外，脾胃蒸湿不散而生，谓之湿黄。当汗不汗，当利小便而不利小便之过也。病属阳证，而误用温药而生，谓之干黄。湿黄则一身尽痛，色如黄金样，小便不利、四肢沉重、渴不欲饮。干黄则一身不痛，色如橘样，小便自利、四肢不沉重、渴而引饮。阳明则茵陈蒿汤，兼太阳，麻黄连翘赤小豆汤，兼少阳，柏皮汤。若夫阴证发黄，亦当有辨，引而申之，触类而长之可也。

发斑 阴证附条下

斑之为病，其候至重，有下之太早，热气乘虚入胃而发；有下之太迟，热蓄胃中而发；有病属阳，用热过多而发；有冬月太暖，人受不正之气，至长夏而发。凡得此症，切不可发汗，若误汗，重令开泄，更增斑烂必矣。在肌，葛根橘皮汤；在面，阳毒升麻汤；在身，阳毒玄参升麻汤。若黑斑，非药所能也。辨此证，当于胸腹求之，若手足之间，或有蚊子所啮，则难凭据。果是斑证，病人两手脉来浮、洪、紧、数，必有所苦，其斑先红后赤，果是蚊子所啮。病人两手脉来恬静和缓，必无所苦，其斑先红后黄，以此求之不能循其情矣。

痉病 阴痉附条下

痉病，属太阳经。先曾中风，又感寒湿二气，而然大发湿家汗，亦致此焉。发热、恶寒与伤寒似，但项背反强硬，口噤如痫状，此为异耳。身热足寒、项颈强急、恶寒、面赤、目赤、头摇、口噤、背反强者，属太阳。头低、视下、手足牵引、肘膝相构，属阳明。一目或左右视不正，并一手一足搐搦者，属少阳。无汗，刚痉也，麻黄加独活防风汤；有汗，柔痉也，桂枝加川芎防风汤；太阳兼阳明，防风当归散。所谓汗之、止之、和之，各随其症，此之谓也。

伤寒治法

太阳标病，身热、恶寒、头痛、腰背强、无汗，脉来浮紧，麻黄汤主之。

太阳经病，与阳明标病，鼻干、恶热不恶寒，脉浮而长，葛根汤主之。

太阳经病，身热、头痛、项脊强、恶寒、烦躁、饮水，脉浮紧，大青龙汤主之。

太阳经病，身热、头痛、项背腰脊强、恶风、心下有水气而呕哕，脉来浮紧，小青龙汤主之。

以上四条皆表证发汗药也。

伤寒五六日，胸胁满痛、喜呕、往来寒热，脉弦者，少阳经病也，小柴胡汤主之。

伤寒至十余日不解，胸胁满痛而呕，少阳经病也。日晡潮热、大便结而燥，脉数而颇沉，大柴胡汤主之。

目疼、鼻干、发热而不恶寒、大渴而大便未结，脉浮而长，白虎汤主之。

若脉来长而带浮，背微恶寒，无他表证而渴者，阳明经病也，白虎汤加人参主之。

伤寒头痛、项背腰脊强、恶寒、渴而饮水、小便不利，脉来浮紧，太阳本病也，五苓散主之。

以上五条和解药也。

身热、鼻干、身重、气短、腹满、潮热、不恶寒、谵言、妄语、心下痞、腹满、大便难、口渴、心烦、自汗、小便赤涩，脉沉而疾、滑实长大，大承气汤主之。

身热、鼻干、内热、胃中燥、大便不通、小便赤涩、谵语、心下痞而实、腹中无转矢气，脉沉疾而有力，小承气汤主之。

谵语、身热、小便赤涩、渴而内热、大便难而不满、腹中有转矢气，脉沉而疾滑实大，调胃承气汤主之。

以上三条入里下药也。

前此传阳经之邪，用药法也，失治则传入阴经，又具三阴经治例于后。

腹满实痛、嗌干、手足温，脉沉细实有力，桂枝加大黄汤主之。

口燥、舌干而渴、足胫冷，脉沉疾有力，大承气汤主之。

烦满而囊缩，脉沉疾而有力，大承气汤主之。

以上三条，三阴经下药也。

心下结硬而痛，兼项背强，如柔痉状，自汗直视，脉沉实而疾，大陷胸汤主之。

心下结硬而痛，兼懊憹不宁者。

心下结硬而痛，直至小腹，兼舌燥而渴，潮热而烦者。

心下结硬而痛，兼头汗自出，头以下无之，小便不利或发黄者。

心下结硬而痛，兼连胸胁满痛，但微汗出而无大热者。

心下结硬而痛兼喘者。

以上六证，俱大陷胸汤主之，若非脉沉实而疾与大便闭结，则不可行也。

心下结硬，按之而痛，兼有热者，小陷胸汤主之。

心下结痛，无热证而脉弱者，此寒实结胸也，枳实理中丸主之，若脉沉实者，三物白散主之。

以上八条，治结胸之药也。

心下满而不痛，半夏泻心汤主之。

心下痞，按之濡，关上脉浮而疾，兼热者，大黄黄连泻心汤主之。

心下痞，兼恶寒汗出者，附子泻心汤主之。

心下痞硬，胃中不和，兼干呕噫食臭，胁下有水气，腹中雷鸣下利者，生姜泻心汤主之。

心下痞硬，兼干呕心烦不得安者，甘草泻心汤主之。

以上五条治痞之药也。

小便利而赤，大便下如豚肝黑色，即褐色也，其人如狂状，桃仁承气汤主之。

小便赤而利，其人欲狂，大腹满痛，抵当汤主之。

身黄少腹硬，小便自利，其人如狂状。

身热而烦，喜忘，大便黑色。

有热、小腹满，小便、大便自利，四证俱，抵当汤主之。

血结胸中、心下，手不可近，为中部蓄血，及无寒热胸满，漱水不欲咽，喜忘，昏迷如狂二证俱，桃仁承气汤主之。以上蓄血下药也，必脉沉疾，方可投之。

胸中痛，手不可近，实者犀角地黄汤主之。若虚不能饮食，黄芩芍药汤加生姜、黄芪主之。以上必脉虚洪细数，方可投之。

以上七条治蓄血之药也。

小便不利，四肢沉重，似渴不欲饮，大茵陈汤主之。

小便不利，发热而渴，茵陈调五苓散主之。

小便自利，四肢沉重，渴欲引饮，栀子柏皮汤主之。

寒热往来，一身尽黄，小柴胡加栀子汤主之。

少阳、太阳、阳明三经合病，身热不去，小便自利而烦，麻黄连翘赤小豆汤主之。

将欲发黄，急用瓜蒂散搐入鼻中，出黄水可也。

以上六条治黄之药也。

伤冷中寒，脉弱气虚，变而为阴黄者，理中汤加茵陈蒿主之。

小便不利，烦躁而渴，茵陈蒿汤加茯苓、猪苓、滑石、当归、官桂主之。

烦躁、喘呕、不渴，茵陈蒿汤加陈皮、半夏、白术、生姜、茯苓主之。

四肢遍身疼者，茵陈蒿汤加附子、甘草主之。

肢体逆冷，腰上自汗，茵陈蒿汤加附子、甘草、干姜主之。

身冷汗不止者，茵陈蒿汤加附子、干姜主之。

服前药未已，脉尚伏者，茵陈蒿汤加吴茱萸、附子、干姜、木通、当归主之。

以上七条，治阴证发黄之药也。若脉微气弱，俱依仲景三经药方加一味茵陈蒿，尤为稳当。

肌中斑烂，多咳而心烦，但呕清汁，脉浮洪，葛根橘皮汤主之。

面上斑烂多，阳毒已成，腰背痛，烦闷不安，狂言见鬼，下利咽喉痛，下脓血，脉浮大数，阳毒升麻汤主之。

身上斑烂，多热甚烦躁，谵语，喉痹肿痛，阳毒玄参升麻汤主之。

少阳、阳明合病发斑，浑身壮热，百节疼痛，升麻栀子汤主之。

通治斑症，消毒犀角饮子主之，或麻黄葛根汤至稳。

阴证有斑，阴毒升麻鳖甲汤主之，大建中汤尤妙。

以上六条，治斑之药也。

项背反张，口噤，发热无汗反恶寒，脉浮紧者，名刚痉，麻黄加独活防风汤主之。

项背反张，口噤，发热自汗不恶寒，脉浮缓者，名柔痉，桂枝加川芎防风汤主之。

汗下后不解，午静午躁，目直视，口噤，往来寒热，脉浮弦，少阳经病，小柴胡加防风汤主之。

发热，头面摇，卒口噤，背反张，脉浮长，太阳兼阳明病，防风兼当归散主之。

项背反张，脉沉而细，口噤，太阴痉也，心腹痛，桂枝加芍药防风防己汤主之。

阴痉脉微弱，手足厥冷，筋脉拘急，汗出不止，头胀、目摇、口噤，附子散主之。

阴痓手足厥冷，筋脉拘急，汗出不止，脉来微细，桂心白术汤主之。

阴痓闭目，手足厥逆，筋脉拘急，汗出不止，脉来微弱，附子防风汤主之。

阴痓一二日，面肿、手足厥冷，筋脉拘急，汗不出，阴气内伤，脉来微弱，八物白术散主之。

小续命汤，共治痓病之要药也，须看虚实经络加减用之。

以上九条，治痓之药也。

虚邪传于胸中，结痛懊侬不得眠，栀子豉汤主之。

身热邪气内传，心中烦而不眠，栀子干姜汤主之。

以上二条，治懊侬之药也。

伤寒坏病变证

太阳标病中风，身热头痛，项强恶风，误下之，前证仍在，加以自汗而喘，胃气不和，脉浮而弱，桂枝加厚朴杏子汤主之。

太阳标本病，头痛项强，自汗恶风，身寒，脉浮而微，误汗之，遂漏不止，小便难而清，四肢拘急，难以屈伸，桂枝加附子汤主之。

太阳标本病，头痛自汗，恶风，误下之，胸满脉促，前证仍在，桂枝加芍药主之。若脉微而迟，桂枝去芍药加附子汤主之。

伤风误汗之，脉浮而缓，反浮而洪，自汗，用桂枝不能止，形似疟，一日再发，桂枝二麻黄一汤主之。

太阳病，身热头痛，脉浮而紧，无汗，医发汗过多，其人叉手自冒心，心悸欲得按者，桂枝甘草汤主之。

伤寒已经发汗，表证未除，协热而利，其脉尚浮，桂枝加人参汤主之。

太阳病，身热恶风，项背强而脉浮，误下之，腹满痛而利，桂枝加芍药汤主之。

腹满而痛实，不自利，桂枝加大黄汤主之。

太阳标病，头项腰背疼，脉浮紧，已发其汗，多漏不止，加喘而无大热者，不可用桂枝，宜麻黄杏子甘草石膏汤主之。

厥阴标病，伤寒阴结，不大便六七日，大下之，结已去，脉不浮反沉而迟，手足厥冷，咽喉不利，吐脓血，利不止，为难治也，若温之则咽喉痛，惟麻黄升麻汤主之。

太阳脉浮，自汗恶风，伤寒误下之，利不止，脉浮大而长，葛根加黄芩黄连汤主之。

太阳病伤寒，已发其汗而少瘥，过经十三日不解，胸胁满而呕，日晡潮热，大便结硬，柴胡加芒硝汤主之。

太阳经伤寒，误下之，里未实，胸满气痞，小便清而不利，不当渴而渴，头汗出，往来寒热，柴胡桂枝干姜汤主之。

太阳病伤寒，发汗后表解，其人脐下悸，欲作奔豚也，当散之，茯苓桂枝甘草大枣汤主之。

太阳经伤寒，吐下后心下逆满，气上冲胸，起则头眩，及脉沉紧，而误汗之，以动其经，身如振摇，桂枝茯苓白术甘草汤主之。

太阳经病伤寒，传里未实，反吐下之而不解，热结于内而微恶风，脉尚浮，白虎加人参汤主之。

伤寒表未解，当汗，误下之，利不止心下痞，当以理中丸和之，与理中丸益甚，邪在下焦也，赤石脂禹余粮汤主之。

伤寒头痛，当以药汗之，误以火迫劫而致亡阳，必惊狂起卧不安者，桂枝去芍药加蜀漆牡蛎龙骨救逆汤主之。

伤寒自汗，当与桂枝汤，服药后不解，胸中痞气上冲不得息，寸脉浮，胸中有寒也，瓜蒂散主之。

伤寒发表攻里，表证解，心下痞硬，噫气未除，旋覆代赭汤主之。

阳明经病自汗，医又攻之，小便当不利，今反自利，津液内竭，虽大便硬干燥，宜蜜煎导之。

少阴病，下利咽痛，胸满心烦，猪肤汤主之。

少阴病二三日，咽喉痛，甘草汤主之。不愈，桔梗汤主之。

少阴病咽中生疮，言语声不出者，苦酒汤主之。

少阴病，咽痛下利，脉微，白通汤主之。利不止，厥逆无脉干呕者，白通加猪胆汁汤主之。

少阴病四五日，腹痛，小便不利，四肢沉重，或咳或呕，真武汤主之。

少阴病，三四日以上，经病渐好，但心中烦，不得卧者，黄连阿胶汤主之。

病人手足厥冷，心下满而烦，寸脉作紧，瓜蒂散主之。

厥阴四肢逆冷，心下悸者，内伤冷水故也，茯苓甘草汤主之。

伤风 附

伤风面色光泽，发热，头背腰脊疼，自汗恶风，脉浮缓，桂枝汤主之。非恶风不可用，设在两疑之间，莫若用神术汤主之。

辨伤寒潮热形证死诀

合汗不汗，令病人九窍闭塞而热闷乱者，死。

合泻不泻，令病人腹胀满，身虚肿者，死。

合灸不灸，令病人阴疝凝，上冲者，死。

不汗强汗，令病人鼻塞吐血，心肝受损者，死。

不泻强泻，令病人肠滑者，死。

不灸强灸，令病人火气入肠，五脏受邪者，死。

辨外证九候死诀

患人头有汗，身体不凉，焦躁极者，死。

患人自觉骨髓热，口出气粗，肤虚肿者，死。

患人肠胀大呕者，死。

患人汗出如油，转出不流，口噤战者，死。

患人先手足焦，口唇裂，舌黑鼻塞者，死。

患人心下闷，上气喘粗，胃气逆者，死。

患人汗不出，鼻塞不止者，死。

入患门察形证诀

凡入患人门到床前，病人自在冷笑者，死。

患人四肢沉重，昏咳噎慢者，死。

患人扶着身重如石，强叫者，死。

患人眼目盲，谓之神光脱者，死。

患人小肠荣卫不行胞络者，死。

六经分属病证

心图病证

风

头风热　半身不遂　手足战　风眩晕　肩胛风　拘挛顽麻疼痛　痫证

寒

冷气痛　寒干胞络痛　不耐风寒

热

五心烦热　内热

火

煎厥

气

气短气促

血

吐血　咳血　咯血　嗽血　衄血

诸痛

胃口痛　胸背胀痛　肩背项痛　痞满

虚

虚烦　不能劳役　心悬如饥　盗汗

呕

兀兀欲吐　呕哕

疮

干渴　疮疡　疥癣　丹瘭疮疹　口舌疮

眼目

胬肉烂弦　翳膜　昏朦

闷乱

神不宁

积

伏梁

肝图病证

风

牙关不利　半身不遂　瘫痪　中风　面热头大腮肿

寒

冷泪　小腹冷痛　厥煎

湿

通身骨痛

热

热气上攻头目　发热日间潮作

火

目暴发赤肿

痿

筋脉缓弱　筋弛无力　四肢不收

痰

痰气壅塞　腹中辘辘有声

气

腹胁虚胀　小腹胀满

血

胁下有死血痛　左边发热死血停滞

诸痛

心下满痛　胁痛应心背　疝气　胁肋走痛

积

疟癖　癖积发热

虚

头晕　夜梦鬼交

目

烂弦倒睫　常欲瞑目

肾图病症

虚

腰腿膝无力　遗精淋沥白浊　阳事不举　少精　眼黑昏暗　劳则小水赤　精滑不耐久　咯血困乏脚弱　手足酸盗汗　遗精白浊　小便如泔精出如膏　得热则梦遗　精脱白浊

气

冷气冲逆　小肠气

胀满

小肠胀满　小腹痛满　小腹满　小腹坚硬

诸痛

骨节腰疼　背膊酸疼足麻　偏坠寒疝

小腹冷痛　耳重偏正头风　腰痛

淋

癃闭　小水赤　尿血　小水频

积

弦气癥瘕　奔豚气

耳

耵耳　耳鸣

肾泄

肺图病证

风

垂肩风　顽麻

寒

痰嗽　怯寒　牙冷痛　内热外热

暑

发热闷乱

热

烦躁　四肢热　骨蒸　咽喉干　皮肤干燥

火

大便不通　胸中热壅

痰

嘈杂吐水

气

胸中气滞　气逆　气促　上焦胀　热喘

虚

自汗　气短　瘦弱　寒热交作　肺痿　津液不到咽

咳嗽

嗽　嗽脓血　喘嗽

呕逆

呕逆吞酸

喉

喉肿痛

积

右胁积气

疮

丹疹　疮痒　疥癣

脾图病证

暑

吐泻喘渴燥　热烦

热

上饮下便　夜间发热　黄疸　气喘烦热欲吐　大便不通热

壅　消中

虚

脏腑不调　口失滋味　不能动作　不思饮食　精神短少

发热好眠

胀满

浮肿　气不升降　腹胁胀痛　水肿皮黄　心腹胀满

伤食

伤冷食　宿食不化

呕吐

咳逆哕　吐逆

吐泻

腹中不实常泻　吐水　泻下完谷

脾泄　反胃　暴泄　霍乱　干霍乱

痢

噤口痢　赤白痢　里急后重

疟

疟　痎疟

寒热

肌热怯寒　寒热身体消瘦

积

当脐有积

诸痛

四肢痛　骨节烦疼　牙痛　腹痛肤冷

痰

嘈杂恶心　寒痰停聚　口唇生疮　牙齿宣露

命门图病证

冷

下元冷　小腹下冷冲心　背恶寒

热

自汗发热　小水热痛　脚热红肿　足下热　小水赤五心烦热

气

癖气　气上呕逆

虚

羸弱少力　脱精　面色痿黄　阴虚发热　精神短少　昏花耳鸣　寐汗多惊　下虚头面如火　唇口干燥　痿软劳瘵

火

足下有火冲入小腹昏冒

水气

腰脚浮肿　身体沉重　脐内声吼大小便不利　脐下动悸下黑粪　小水遗沥　小水不通　多吐痰　臀尻足腿疮肿

心部证治之图

【心经】手太阳　手少阴

【引经药】藁本　独活

【脏腑平脉】手小肠，脉洪大而紧；手心经，脉浮大而散

【虚】补药：当归　熟地黄　紫石英

【实】泻药：山栀子　赤茯苓

【冷】温药：桂心　细辛

【热】凉药：黄连　生地黄

手太阳　【浮】下指即见【迟】一息一至、二至、三至【虚】无力（冷）

○盗汗　汗出过多　【大建中汤】四　【小建中汤】二十四

○肩背无力　不能久坐　【十全大补汤】二十七

○气短　气促　上焦虚　【十全大补汤】二十七

○七情内伤　冷气痛　痰塞咽　【四逆汤】七　【四七汤】四十二（热）

○寝时头汗　五心烦热　【十全大补汤】二十七

○虚烦口干　【十全大补汤】二十七

【实】有力（冷）

○风气拘挛　手足顽麻不仁　【乌药顺气散】九十三　【八味顺气散】九十七

○心下胃口痛，满闷　【草豆蔻丸】一百三十八（热）

○头痛　风热　耳聋　【彻清膏】八十六

○肩背项骨疼　【通气防风汤】六十四

手太阳　【浮】下指即见　【数】一息六至以上　【虚】无力（冷）

○皮肤灼热　不耐风寒　【补中益气汤】六十一（热）

○风眩头晕　【川芎散】一百十四

○手足战掉　语言謇涩　神昏气乱　【羌活愈风汤】二十九

○血腥气　吐血　咳血　咯血　【易老门冬饮】七十九

【实】有力（冷）

○疥癣　疮肿　丹瘭　瘾疹　【复元通气散】一百十一

○疝病　【小柴胡汤】十四

○半身不遂　口眼㖞斜　【省风汤】三十九（热）

○胬肉侵睛　赤眼烂弦　【散热饮子】八十一

○口舌生疮　【导赤散】八十八

○疟疾发渴　【小柴胡汤加天花粉】十五

○口干舌苦　闷乱煎厥　【导赤散】八十八

○胸中热闷　兀兀欲吐　【凉膈散】一百九

【心】小肠附　【中】微按而见　【平】四至、五至

手少阴　【沉】重按始见　【迟】一息一至、二至、三至

【虚】无力（冷）

○多言则咳　气短　神昏　【十全大补汤】二十七

○健忘神不宁　【归脾汤】四十六

○不能劳役，手足酸软动作　多汗肌热　【十全大补汤】二十七（热）

○翳膜遮睛视物昏花　【蝉花无比散】九十九

【实】有力（冷）

○伏梁积　【助气丸】一百二十六

○胸中如刀刺痛 【七气汤】三十五 【四七汤】四十二

○胸背胀痛，不能转侧 【七气汤】三十五

○气逆呕哕，饮食不下 【苏子降气汤】三十

○心下痞满 【半夏泻心汤】一十三（热）

○垂肩风，肩痹疼 【通气防风汤】六十四

○咽干津液少 【八物汤】五十五

手少阴 【沉】重按始见 【数】一息六至以上 【虚】无力（冷）

○手足战筋惕肉𥄭似风 【十全大补汤】二十七 （热）

○心悬如大饥之状 【平补镇心丹】百五十七

○嗽血面赤 【易老门冬饮子】七十九

○衄血 【犀角地黄汤】二十二

【实】有力（冷）

○客寒干胞络痛而呕 【七气汤】三十五（热）

○头面如火燎视物昏矇 【凉膈散】百九

○五痫 【朱砂滚痰丸】一百二十五

○内热引饮 【凉膈散】一百九

○郁冒闷乱 【金花丸】一百四十五

【妇人】诸病属心，准男子治 经事又见肝 血崩见肝肾

【小儿】诸病属心准大人治 惊热又见肝

肝部证治之图

【肝经】足少阳 足厥阴

【引经药】柴胡 柴胡

【脏腑平脉】胆脉弦大而浮，肝脉弦而长

【虚】补药：当归 阿胶 酸枣仁 苦参

【实】泻药：桃仁　柴胡　青皮

【冷】温药：吴茱萸　山茱萸

【热】凉药：龙胆草

足少阳　【浮】下指即见　【迟】一息一至、二至、三至
【虚】无力（冷）

○胁痛应心背　【木香顺气汤】六十

○腹胁虚胀　【当归四逆汤加吴茱萸】六

○目迎风冷泪　【明目细辛汤】七十三（热）

○赤眼烂弦，卷毛倒睫　【神效黄芪汤】七十五

【实】有力（冷）

○风寒稽留，痰气壅塞　【青州白丸子】百三十一

○胁下痛　【草豆蔻丸】百三十八　【丁香楝实丸】百三十九

○牙关不利，四肢拘急　【小续命汤】九

○半身不遂　【小续命汤】九

○胁下痃癖，起自小肠　【肥气丸】百四十九　【助气丸】
百二十六（热）

○筋痿骨痛，五心热　【十全大补汤】二十七

足少阳　【浮】下指即见　【数】一息六至以上　【虚】无
力（冷）

○筋弛无力，眩晕　【十全大补汤】二十七（热）

○筋软不能行履　【清燥汤】七十一

○目睛不和，头重晕　【地黄丸】百十八

○左瘫右痪　【补阴丸】百五十一　【羌活愈风汤】
二十九　【四白丹】百六十四　【一白丹】一百五十六

【实】有力（冷）

○通身骨节疼痛　【羌活胜湿汤】六十九

○心下满痛，或寒或热 【小柴胡汤加山栀】十六（热）

○目暴发赤肿 【洗肝散】九十

○胁下有死血痛 【犀角地黄汤】二十二

○中风眩晕，语言謇涩，牙关紧急，便溺阻碍 【防风通圣散】百五

【肝】胆附 【中】微按而见 【平】四至、五至

足厥阴 【沉】重按始见 【迟】一息一至、二至、三至 【虚】无力（冷）

○胀逆拘急，面黑筋露 【当归四逆汤】五

○肾不足精自出，夜梦鬼交 【八味丸】百十九

○筋脉弱，不能劳，视物不明，阴痿，阴囊湿痒 【八味丸】百十九

○身体痛如被打 【真武汤】二十一

○小腹结硬，冷气冲上 【当归四逆汤加吴茱萸】六（热）

○身体重痛 【羌活胜湿汤】六十九

【实】有力（冷）

○小腹胀满 【吴茱萸内消丸】百二十七

○疝气 【蟠葱散】九十四 【盐煎散】九十一（热）

○身体左边头面热，死血停滞 【桃仁承气汤】二十三 【左金丸】百四十七 【泻青丸】百五十三

○痞积发热，痛吐酸醋 【左金丸】百四十七

足厥阴 【沉】重按始见 【数】一息六至以上 【虚】无力（冷）

○伏阴在内常欲闭目 【四物汤加桂心】五十一（热）

○四肢不收，不能起于床，手足渐细 【八物汤】五十四 【大秦艽汤】四十

○疟疾发作，吐逆烦渴 【小柴胡汤】十四

【实】有力（冷）

○胁下走痛，手不得近 【小柴胡汤加枳壳】十七

○悬饮、支饮，腹中辘辘有声，逆气 【二陈汤加黄连】四十五（热）

○左边瘀血，发热，日间静，晚下甚 【防风通圣散】百五

○客风面热，头大腮肿 【防风通圣散】百五

○热气上攻头，目赤肿痛苦 【洗肝散】九十 【消毒散】一百

【妇人】诸病属肝 经事又见心肾命门 带下又见肾命

准男子治 血崩又见心肾命 癥瘕又见肾命

【小儿】诸病属肝，准大人治 惊风热又见心

肾部证治之图

【肾经】足太阳，足少阴

【引经药】藁本 羌活 独活 肉桂

【脏腑平脉】 膀胱脉洪滑而长，肾脉沉而软滑。

【虚】补药：熟地黄 胡芦巴 五味子 山茱萸

【实】泻药：猪苓 泽泻

【冷】温药：附子 吴茱萸 肉桂 益智

【热】凉药：知母 黄柏 地骨皮

足太阳 【浮】下指即见 【迟】一息一至、二至、三至

【虚】无力（冷）

○下虚阳事不举 【还少丹】百五十八

○冷气冲逆，吐痰不已 【黑锡丹】百五十九

○腰腿膝无力，阴囊湿痒 【八味丸】百十九 【牛膝丸】百四十六

○脏寒，真气不足，少精 【还少丹】百五十八

○夜梦鬼交，遗精淋沥，白浊，怯劳　【巴戟丸】百二十（热）

○劳则小水赤少、涩滞　【地黄丸】百十八　【八味丸】百十九

○小便色如米泔，精自出如脂膏　【小菟丝子丸】百三十　【八味丸】百十九

【实】有力（冷）

○腰胯痛　【牛膝丸】百四十六　小腹内胀痛　【木香蹢气丸】百四十　【楝实丸】百三十九（热）

○小便赤涩不通　【六一散】九十六

○便毒疳疮　【六一散】九十六　【滋肾丸】百五十二

足太阳　【浮】下指即见　【数】一息六至以上　【虚】无力（冷）

○眼赤暗，少精神　【补益肾肝丸】百十七（热）

○得热则梦遗精自出　【三才封髓丹】百六十三

○背膊酸疼，足麻痹　【大羌活汤】七十二

○咯血困乏无力　【四物汤】五十　【四物汤加炒蒲黄】五十四　【地芝丸】百四十八　【实】有力（冷）

○上焦虚，耳作脓　【补益肾肝丸】百十七（热）

○淋癃闭　【六一散】九十六　【导赤散】八十八

○阴卵肿，大小色变　【滋肾丸】百五十二

○小水数而赤，甚则尿血，膀胱蓄热，溺则茎中痛　【四物汤加木通】五十二

【肾】膀胱附　【中】微按而见　【平】四至、五至

足少阴　【沉】重按始见　【迟】一息一至、二至、三至　【虚】无力（冷）

○脚弱胫酸　【无比山药丸】百十六

○腰痛【青娥丸】百十五

○精气不足及不固 【离珠丹】百六十一 【金锁镇元丹】百六十

○小腹虚寒作痛 【沉香鹿茸丸】百二十八

○肾泄 【无比山药丸】百十六（热）

○耳重偏正头疼 【补益肾肝丸】百十七

○白浊 【巴戟丸】百二十

【实】有力（冷）

○偏坠寒疝 【天真丹】百六十二

○阴疝痃气，癥瘕 【蟠葱散】九十四 【盐煎散】九十一

○石肾 【丁香楝实丸】百三十九 【川苦楝散】百十二

○小肠气 【川苦楝散】百十二（热）

○足下时热如火，表则恶寒 【黄连黄柏知母丸】百五十五

足少阴 【沉】重接始见 【数】一息六至以上 【虚】无力（冷）

○耳作蝉鸣，须发脱落 【八味丸】一百十九（热）

○手酸脚软，盗汗 【地黄丸】百十八

○精滑不耐久 【三才封髓丹】百六十三

【实】有力（冷）

○奔豚气 【奔豚丸】百五十四

○小腹满，痛应心背 【川苦楝散】百十二（热）

○小腹满，上支两胁痛 【四物汤加青皮】五十三

○小水频而少或赤涩 【导赤散】八十八

○小腹坚硬，关格不通 【茯苓琥珀汤】七十六

【妇人】诸病属肾 经事又见心肝命 带下又见肾

准男子治 血崩又见心肝命

【小儿】诸病属肾，准大人治　疳又见命

肺部证治之图

【肺经】手阳明，手太阴

【引经药】葛根　白芷　升麻　葱白

【腑脏平脉】大肠脉浮短而滑，肺脉浮涩而短。

【虚】补药：阿胶　天冬　麦冬　人参　五味子

【实】泻药：桑白皮　杏仁

【冷】温药：白豆蔻　藿香

【热】凉药：黄芩　石膏

手阳明【浮】下指即见【迟】一息一至、二至、三至【虚】无力（冷）

○腠理疏，自汗【十全大补汤】二十七【黄芪建中汤】三【桂枝汤】一

○水气，气短不足以息【四君子汤】四十（热）

○虚热或寒热反作【十全大补汤】二十七

【实】有力（冷）

○背膊劳强，垂肩风【羌活胜湿汤】六十九

○胸中壅滞【温中汤】五十六

○寒痰作嗽【参苏饮】八十五【二陈汤】四十四【理中丸加半夏】百二十三（热）

○胸中痰火，嘈杂吐水【二陈汤加黄连】四十五【小半夏汤】二十六

手阳明【浮】下指即见【数】一息六至以上【虚】无力（冷）

○皮肤疮痒，得汤则快【败毒散】八十九　（热）

○虚喘气促 【易老门冬饮子】七十九

○皮肤不仁，丹毒癌疹 【大羌活汤】七十二

○伤暑发热，呕吐闷乱 【清暑益气汤】六十七

○咳嗽多痰吐 【参术调中汤】七十四

○咽喉干 【麦门冬饮子】八十

【实】有力（冷）

○呕逆 【小柴胡汤加竹茹】十九

○丹毒疥癣，痛痒 【败毒散】八十九 【治风煎】八十七（热）

○喉肿痛 【甘桔汤】三十四

○胸中出血，烦躁 【犀角地黄汤】二十二

【肺】大肠附 【中】微按而见 【平】四至、五至

手太阴 【沉】重按始见 【迟】一息一至、二至、三至 【虚】无力（冷）

○皮毛聚而落，瘦弱 【十作大补汤】二十七

○少气肺痿 【四君子汤加五味子】四十八

○肤冷怯寒 【桂枝汤加人参】二（热）

○四肢困热 【十全大补汤】二十七

○津液不到咽 【四君子汤加五味子桔梗】四十九

【实】有力（冷）

○右胁有积 【助气丸】百二十六

○上焦寒，浊气在上，膜胀 【木香顺气汤】六十

○大寒犯脑，牙齿痛 【白芷散】百七（热）

○皮肤不仁，顽麻 【疏风汤】六十三

手太阴 【沉】重按始见 【数】一息六至以上 【虚】无力（冷）

中医非物质文化遗产临床经典读本

○呕逆吞酸 【小柴胡汤加吴茱萸】二十（热）

○骨蒸劳瘦，咳嗽，潮热面赤 【黄芪鳖甲散】百四

○嗽胀血，痰中带红丝，如线成痿 【补肺散】九十八
【麦门冬饮子】八十

○皮肤干燥，日渐黑瘦 【麦门冬饮子】八十

【实】有力（冷）

○内热外寒 【大羌活汤】七十二（热）

○喘嗽烦赤 【泻白散】百二

○热喘 【金花丸】百四十五

○胸中热壅，喘息粗大 【凉膈散】百九

【妇人】诸病属肺，准男子治。

【小儿】诸病属肺，准大人治。

脾部证治之图

【脾经】足阳明，足太阴

【引经药】葛根　升麻　升麻　芍药

【腑脏平脉】胃脉浮长而滑，脾脉缓而大。

【虚】补药：人参　黄芪　白术

【实】泻药：大黄　芒硝　赤芍药

【冷】温药：干姜　吴茱萸　益智仁

【热】凉药：石膏　芒硝

足阳明 【浮】下指即见 【迟】一息一至、二至、三至
【虚】无力（冷）

○口失滋味不美，寒热 【理中汤】八

○腹中不实，常泻水谷 【理中丸】百二十二

○冷泻腹疼 【附子理中丸】百二十九

○病久不能食，脏腑不调，中气不运 【理中丸】百二十二

○食饮不下，下即吐逆 【橘皮汤】五十七 【黑锡丹】百五十九

○腹冷，腹皮底下痛 【理中汤】八 （热）

○四肢骨节烦疼，劳役所伤 【补中益气汤】六十一

○邪热不杀谷，上饮下便 【补中益气汤】六十一

【实】有力 （冷）

○四肢痹痛，麻木不仁 【蠲痹汤】三十六

○咳逆哕 【橘皮干姜汤】三十七 【丁香散】百十三 （热）

○宿食不消，胃口疼 【草豆蔻丸】百三十八

足阳明 【浮】下指即见 【数】一息六至以上 【虚】无力 （冷）

○肌热如火，心下怯寒 【十全大补汤】二十七

○伤冷食，成霍乱 【四君子汤】四十七 （热）

○禁口痢 【香连丸】百三十四

○伤暑，身体烦热 【清暑益气汤】六十七

○伤暑，吐泻、喘渴、烦躁 【清暑益气汤】六十七 【胃苓汤】六十八 【香薷饮】八十三

○胃口痛，眩运吐水 【草豆蔻丸】百三十八

【实】有力 （冷）

○浮肿，肿满如鼓 【七气厚朴汤】三十八 （热）

○痰作四肢痛 【控涎丸】百三十六

○三焦填塞气不升降 【中满分消丸】百四十一

○风毒牙疼，牙龈肿 【独活散】百六

○昼则明了，夜则发热 【小柴胡汤加生地黄】十八 【麦门冬饮子】八十

　　○唇干燥生疮 【人参石膏汤】四十三 【白虎汤】十

　【脾】胃附 【中】微按而见 【平】四至、五至

　　足太阴 【沉】重按始见 【迟】一息一至、二至、三至
【虚】无力（冷）

　　○手足酸软，行走欹斜 【四君子汤】四十七 【黄芪汤】
五十八

　　○脾泄 【理中汤】八

　　○腹疼肤冷，足胫肿 【温中汤】五十六

　　○寒痰停滞，阴阳阻隔 【理中汤】八（热）

　　○饮食所伤，劳役过甚，腹胁胀满，短气 【升麻顺气汤去
黄柏】六十六

　　○牙齿宣露、动摇，劳役尤甚 【十全大补汤】二十七
【四君子汤】四十七 【补中益气汤】六十一

　　○虚热发，不思饮食 【益黄散】百三

　【实】有力（冷）

　　○反胃，食入即吐 【五膈宽中散】九十二 【桔梗汤】
三十三 【木香散】百一十

　　○水肿皮黄，身重 【五淋散】九十五 【煮枣方】百六十五

　　○伤食，心腹疼胀 【温中汤】五十六 【槟榔丸】百四十二

　　○痰饮，嘈杂恶心 【茯苓汤】四十一

　　○疟 【交加饮子】八十二

　　足太阴 【沉】重按始见 【数】一息六至以上 【虚】无
力（冷）

　　○水泻，注水 【胃苓汤】六十八

　　○冷食内伤 【益胃散】百一（热）

　　○气喘，烦热欲吐 【朱砂安神丸】百二十四

○日高后身发潮热，懒动作，好眠睡 【升阳散火汤】七十

○食后思睡，精神短少 【补中益气汤】六十一

○热来如坐甑中，热去恶寒不已，身体消瘦 【黄芪汤】五十八

【实】有力（冷）

○骨节疼痛，饮食无味 【羌活胜湿汤】六十九（热）

○里急后重，下痢脓血 【芍药汤】七十七 【香连丸】百三十四

○宿食不消，当脐有积 【痞气丸】百五十

○黄疸，小便涩 【茵陈蒿汤】十一

○消中 【三黄丸】百三十七 【金花丸】百四十五

○大便不通，热壅 【大承气汤】十二 【大柴胡汤】一十五

【妇人】诸病属脾，准男子治

【小儿】诸病属脾，准大人治

命门部证治之图

【命门经】手少阳，手厥阴

【引经药】柴胡　柴胡

【腑脏平脉】三焦脉洪，散而急，包络脉

【虚】补药：熟芐① 黄芪　白术　沉香　肉苁蓉 【实】泻药：地骨皮　青皮 【冷】温药：附子　肉桂 【热】凉药：地骨皮　牡丹皮

手少阳 【浮】下指即见 【迟】一息一至、二至、三至 【虚】无力（冷）

○羸弱少力，面色黧黑 【十四味建中汤】三十一

---
① 熟芐：熟地的别名。

○真气不足，脱精 【巴戟丸】百二十

○下焦冷，脚膝酸软 【八味丸】百十九

○小腹下冷气冲心 【四逆汤】七（热）

○小便频而少，遗沥 【十全大补汤加益智仁】二十八

○夜梦鬼交，自汗发热 【巴戟丸】百二十

【实】有力（冷）

○小腹气上，呕逆恶心 【蟠葱散】九十四 【茱萸内消丸】百二十七（热）

○腰脚重，发浮肿 【五苓散】一百八

手少阳 【浮】下指即见 【数】一息六至以上 【虚】无力（冷）

○上下不交，元阳不固，惊悸健忘 【八物定志丸】百二十一（热）

○足下发热入腹，冲上头面颈，多汗 【滋肾丸】百五十二

○癖气由小腹贯胁下，或聚或散走移 【黄连黄柏知母丸】百五十五

○阴虚发热，五脏齐损 【三才封髓丹】百六十三 【地芝丸】百四十八

○出血过多，面色痿黄 【升阳去热和血汤】五十九

【实】有力（冷）

○目中溜火，视物昏花，耳鸣寝汗，憎风，行步不正，卧而多惊 【补益肾肝丸】百十七

○下血便红 【四物汤】五十（热）

○小水热疼如沃汤 【五淋散】九十五

○脚气发热红肿 【清燥汤】七十一 【当归拈痛汤】六十二

【命门】三焦附 【中】微按而见 【平】四至、五至

手厥阴 【沉】重按始见 【迟】一息一至、二至、三至 【虚】无力（冷）

　　○腰背肩痹痛，头疼不能任劳 【十全大补汤】二十七

　　○精神短少 【无比山药丸】百十六

　　○多吐痰唾 【无比山药丸】百十六

　　○时虽盛暑，背尤恶寒 【四逆汤】七（热）

　　○小水赤，五心烦热 【十全大补汤】二十七

　　【实】有力（冷）

　　○身体沉重，疼痛 【真武汤】二十一

　　○脐下动悸，内有水者 【麝香大戟丸】百三十二（热）

　　○脐下声吼，大小便涩闭不利 【麝香大戟丸】百三十二

　　手厥阴 【沉】重按始见 【数】一息六至以上 【虚】无力（冷）

　　○气血不足，颜色不意或唇口干燥 【双和汤】三十二

　　○咳嗽气少，嗜卧，渐成痨瘵 【地黄丸】百十八（热）

　　○房劳损冲、任、督三脉，足下有火冲入小腹，昏冒 【金花丸】百四十五 【补阴丸】百五十一

　　○痿软足不任，脚胫肿 【清燥汤】七十一

　　○茎中作痛，小水不通 【滋肾丸】百五十二

　　○臀尻足腿疮肿 【当归拈痛汤】六十二

　　【实】有力（冷）

　　○下虚憎寒，每遇饮食后，头面皆如水 【金花丸】百四十五（热）

　　○下焦蓄血，时下黑粪 【桃仁承气汤】二十三

　　【妇人】诸病属命，准男子治。经事又见心肾肝　血崩（又见

心肾肝)

【小儿】诸病属命，准大人治。疳（又见肾）

治病合用药方

汤类饮煎附

桂枝汤一

桂枝二钱半　芍药　生姜各一钱五分　甘草炙，一钱

上细切，用水一盏半，大枣二枚，煎至一盏，去渣温服。

云：用水一盏即今之茶盏也，约计半斤许，凡用水，仿此为准。

桂枝汤加人参二

本方加人参一钱。

黄芪建中汤三

黄芪蜜炒，一钱　桂枝二钱半　甘草炙，一钱　白芍药一钱半，又云三钱　生姜五片　大枣二枚

上细切，用水二盏，煎至八分，去渣，入饧糖一匙，再煎服。或呕者，中满者，勿用饧糖，以甘故也。

大建中汤四

桂心去皮，一钱　芍药　黄芪蜜炒　半夏汤泡，各七分　人参当归酒洗　甘草炙，各二分　附子面裹，炮，一分半　生姜一钱六分　大枣二枚

上细切，用水一盏半，煎至一盏，去渣温服。

当归四逆汤五

当归酒洗　桂去皮，各一钱　芍药酒炒　细辛　通草去皮　甘草各六分半　枣二枚

上细切，用水一盏半，煎至七分，去渣温服。如其病有久寒者，加吴茱萸、生姜主之。

当归四逆汤加吴茱萸六

当归酒洗　桂去皮　芍药酒炒　细辛各一钱　通草去皮　甘草炙，各六分　吴茱萸汤泡，五个　枣二枚　生姜二钱

上细切，用水一盏半，煎至八分，去渣温服。

四逆汤七

附子炮，七分半　干姜炒　甘草炙，各一钱半

上细切，用水一盏半，煎至七分，去渣服。未瘥，若急，更作一剂。

理中汤八

人参　白术　干姜炒　甘草炙，各一钱半

上细切，用水一盏半，煎至七分，去渣温服。

小续命汤九

麻黄去节　人参去芦　黄芩酒炒　白芍药酒炒　甘草炙　川芎　杏仁去皮尖，另研　桂枝　生姜　防己去皮，各五分　防风去芦，六分　附子童便煮，去皮脐，二分半

上细切，用水一盏半，煎至一盏，去渣稍热服。

白虎汤十

石膏二钱八分　知母六分　粳米九钱　甘草一钱二分

上细切，用水二盏，煎至八分热服。口燥烦渴，脉虚者，加人参一钱

茵陈蒿汤十一

茵陈七钱半　栀子三枚　大黄一钱半

上细切，用水二盏，先煎茵陈，减半，再入后二味，煎至八分，去渣温服。

大承气汤十二

厚朴姜汁炒，二钱　芒硝　大黄　枳实麦麸炒，各一钱

上细切，用水二盏，先煎厚朴、枳实，至一盏，再入大黄，取煎六分，去渣，再入芒硝，再煎一二沸，温服。以利为度，未利再投一服。

半夏泻心汤十三

半夏汤泡，一钱半　黄连二钱半　黄芩　人参　甘草各七分干姜一钱　枣一枚

上细切，用水二盏半，煎至八分，去渣温服。

小柴胡汤十四

柴胡二钱　黄芩　人参　半夏汤泡七次，各七分半　甘草六分枣一枚　姜五分

上细切，用水一盏半，煎至一盏，去渣温服。

小柴胡汤加天花粉十五

本方加天花粉七分半。

小柴胡汤加青皮、枳实、山栀十六

本方加青皮去穰、枳实麸炒、山栀炒各五分。

小柴胡汤加枳壳十七

本方加枳壳麸炒，五分。

小柴胡汤加生地黄十八

本方加生地黄酒洗，七分。

小柴胡汤加竹茹十九

本方加竹茹三分。

小柴胡汤加吴茱萸二十

本方加吴茱萸汤泡七次，五分。

真武汤二十一

芍药二钱　附子炮，去皮，一钱　生姜七分半　白术　茯苓去皮，各五分

上细切，用水二盏煎至八分，去渣温服。

犀角地黄汤二十二

犀角屑一钱二分，如无以升麻代之　芍药酒炒，九分　生地黄酒洗，二钱四分　牡丹皮一钱二分

上细切，用水一盏半煎至七分，去渣温服。

桃仁承气汤二十三

桃仁去皮尖，研，一钱　大黄二钱　甘草炙　芒硝　桂心各六分

上细切，用水一盏半，煎至一盏，去渣，纳芒硝，再煎一二沸，温服。血尽为度，未尽再服。

小建中汤二十四

桂枝一钱　甘草炙，一钱　白芍药酒炒，三钱　大枣一枚　生姜一钱

上细切，用水一盏半，煎至一盏，去渣，入饧糖一匙，再煎化服。

大柴胡汤二十五

柴胡去芦，二钱　黄芩　芍药　半夏汤泡七次，各七分半　枳实麸炒　大黄各三分　生姜一钱　大枣一枚

上细切，用水一盏半，煎至一盏，去渣温服。以利为度，未利再投一服。

小半夏汤二十六

半夏汤泡，一钱　赤茯苓去皮，一钱六分

上细切，用水二盏，煎至一盏，去渣，入姜汁一匙，再煎一二沸，温服。

十全大补汤二十七

人参去芦　白术　白茯苓去皮　甘草炙　当归酒洗　川芎　熟地黄　白芍药　黄芪蜜炒　肉桂去皮,各五分　生姜一钱　大枣一枚

上细切,用水一盏半,煎至一盏,去渣温服。

十全大补汤加益智仁二十八

本方加益智仁去壳,五分。

羌活愈风汤二十九

羌活　甘草炙　防风去芦　蔓荆子　川芎　熟地黄酒洗　细辛　枳壳去穰,麸炒　人参去芦　麻黄去节　甘菊　薄荷　枸杞子　当归酒洗　知母　地骨皮　黄芪　独活　白芷　杜仲姜汁炒,去丝　秦艽去芦　柴胡去芦　半夏汤泡　全胡去芦　厚朴姜汁炒　防己去皮,各二分半　白茯苓去皮　黄芩　芍药各三分半　石膏　苍术米泔浸　生地黄　桂去皮,各一分半

上细切为粗末,用水一盏半,煎至一盏,去渣温服。如欲汗,加制麻黄三分,如欲利,加大黄三分,如天阴雨,加牛姜一钱。

苏子降气汤三十

当归酒洗　甘草炙　前胡去芦　厚朴姜汁炒　肉桂去皮　陈皮去白,各五分　紫苏子捣碎　半夏曲各一钱二分半　生姜一钱　大枣一枚

上细切,用水一盏半,煎至一盏,去渣,不拘时服。

十四味建中汤三十一

当归酒洗　白芍药酒炒　白术　麦门冬去心　黄芪蜜炙　甘草炙　肉苁蓉酒浸,去甲　人参　川芎　肉桂去皮　附子炮　半夏汤洗　熟地黄酒洗　白茯苓各三分　生姜一钱　大枣一枚

上细切，用水一盏半，煎至一盏，去渣，空心温服。

双和汤三十二

白芍药酒炒　当归酒洗　熟地黄酒洗　黄芪蜜炙，各七分　川芎　肉桂去皮　甘草各五分　大枣一枚　生姜一钱

上细切，用水一盏半，煎至一盏，去渣，空心温服。

桔梗汤三十三

桔梗　白术各八分　半夏曲一钱一分　陈皮去白　白茯苓去皮　枳实麸炒　厚朴姜汁炒，各五分

上细切，用水一盏半，煎至一盏，去渣调木香散二钱，隔夜空腹温服。吐渐止，气渐下，去木香散加芍药一钱二分、蜜炙黄芪八分。如大便燥结不尽下，以大承气汤去芒硝微下之，再服前药补之。

甘桔汤三十四

甘草炙　桔梗米泔水浸，各二钱半

上细切，用水一盏半，煎至六分，去渣温服。

七气汤三十五

半夏汤泡，一钱半　厚朴姜汁炒　桂心各九分　茯苓去皮　紫苏　橘红去白，各六分　人参三分　生姜一钱　大枣一枚　白芍药七分

上细切，用水一盏半，煎至一盏，去渣温服。

蠲痹汤三十六

当归酒洗　芍药酒炒赤者　黄芪蜜炙　姜黄　防风　羌活各九分　甘草三分，炙　生姜一钱　大枣一枚

上细切，用水一盏半，煎至一盏，去渣温服。

橘皮干姜汤三十七

橘皮去白　通草　干姜炒　桂心　甘草炙，各九分　人参四分

上细切，用水一盏半，煎至一盏，去渣温服。

七气厚朴汤三十八

厚朴姜制,二钱 甘草炙 大黄炒,各一钱 枳实麸炒,一钱
六分 生姜一钱 枣二枚 桂心五分

上细切,用水一盏半,煎至一盏,去渣温服。如呕者,加
半夏三分。

省风汤三十九

防风去芦 南星生,各一钱四分 半夏生用 黄芩 甘草炙,
各七分 生姜一钱 枣一枚

上细切,用水一盏半,煎至一盏,去渣温服。

大秦艽汤四十

秦艽去芦 石膏煅,各一钱 甘草炙 川芎 当归酒洗 羌活
独活 防风去芦 黄芩 白芍药 白芷 白术 生地黄酒洗 熟
地黄酒洗 白茯苓各五分 细辛二分半

上细切,用水二盏,煎至一盏,去渣温服。如天阴,加生
姜七八片。如心下痞,每服一两,内加枳实一钱,煎服。

茯苓汤四十一

茯苓去皮 人参 白术各一钱 枳实麸炒六分 陈皮去白,
八分 生姜三分

上细切,用水一盏半,煎至一盏,去渣温服。

四七汤四十二

紫苏叶七分 厚朴姜制,一钱 茯苓去皮,二钱四分 半夏汤
泡七次,一钱七分 生姜一钱 枣二枚

上细切,用水一盏半,煎至一盏,去渣温服。

人参石膏汤四十三

人参二分半 半夏汤洗 栀子炒 黄芩各四分 川芎 白术
茯苓去皮 知母各七分 甘草炙,一钱四分 石膏煅,四钱一分 生

姜一钱

上细切，用水二盏，煎至一盏，去渣温服。

二陈汤四十四

陈皮去白　半夏汤泡，各一钱三分　白茯苓八分　甘草炙，
六分　黄芩酒炒，七分　生姜一钱　乌梅一枚　一方加丁香三分

上细切，用水一盏半，煎至六分，去渣，不拘时热服。

二陈汤加黄连四十五

本方加黄连一钱。

归脾汤四十六

白术　茯神去皮骨　黄芪　龙眼肉　酸枣仁去壳炒，各七分半
人参　木香各三分　甘草炙，一钱半　生姜一钱　大枣一枚

上细切，用水一盏半，煎至一盏，去渣，不拘时温服。

四君子汤四十七

人参　白术　白茯苓　甘草炙，各一钱二分半

上细切，用水一盏半，煎至一盏，去渣温服。

四君子汤加五味子四十八

本方加五味子五分。

四君子汤加五味子桔梗四十九

本方加桔梗、五味子各五分。

四物汤五十

当归酒洗　川芎　熟地黄酒洗　白芍药酒浸，炒，各一钱半

上细切，用水一盏半，煎至一盏，去渣温服。

四物汤加桂五十一

本方加桂一钱。

四物汤加木通五十二

本方加木通去皮，五分。

四物汤加青皮五十三

本方加青皮去穰，麸炒，五分。

四物汤加炒蒲黄五十四

本方加炒蒲黄一钱。

八物汤五十五

当归酒洗　川芎　熟地黄酒洗　白芍药酒浸，炒　黄芪蜜炙，一云人参　甘草炙　白茯苓去皮　白术各六分

上细切，用水一盏半，煎至一盏，去渣温服。

温中汤五十六

丁皮一钱二分半　干姜炒　丁香　白术　陈皮去白，各二分半　厚朴姜制，一钱二分半

上细切，用水一盏半，葱白三寸，荆芥五穗，煎七分，去渣热服。

橘皮汤五十七

橘红去白　厚朴姜制，各二钱　藿香六分　白术　葛根各四分　生姜五分

上细切，用水一盏半，煎至一盏，去渣温服。

黄芪汤五十八

人参　黄芪蜜炙　白术　白茯苓去皮　白芍药酒炒　生姜各一钱

上细切，用水一盏半，煎至一盏，去渣温服。如吐者，加藿香、生姜去白、陈皮各五分。

升阳去热和血汤五十九

生地黄酒洗　牡丹皮　生甘草各五分　炙甘草　黄芪各一钱　当归身酒洗　苍术米泔浸　秦艽去芦　熟地黄酒洗　肉桂去皮，各三分　陈皮去白，二分　升麻七分

上细切，用水二盏，煎至一盏，去渣热服。一方有白芍药

一钱。

木香顺气汤六十

木香　草豆蔻面裹，炮　苍术米泔浸，各三分　厚朴姜制，四分　陈皮去白　青皮去穰，麸炒　益智去壳　白茯苓去皮　泽泻去毛　干生姜　半夏汤泡　吴茱萸汤泡七次　当归酒洗　升麻　柴胡去芦，各一分

上细切，用水二盏，煎至一盏，去渣热服。

补中益气汤六十一

黄芪蜜炙，一钱半　人参　甘草炙，各一钱　当归酒洗　白术　升麻　柴胡去芦　陈皮去白，各五分

上细切，用水一盏半，煎至一盏，去渣，食远服。

当归拈痛汤六十二

羌活　人参　苦参　升麻　葛根　苍术米泔浸，各五分　甘草炙　黄芩酒洗　茵陈蒿酒洗，炒，各一钱二分半　防风去芦　当归身酒洗　知母酒洗　泽泻去毛　猪苓各七分半　白术四分

上细切，用水二盏半，煎至一盏，去渣，空心温服。以美膳厌之，临卧再进一服，不须以膳厌。

疏风汤六十三

麻黄去节，二钱　益智去壳　杏仁制，各六分半　甘草炙　升麻各三钱三分

上细切，用水一盏，煎至六分，去渣热服，脚登热水葫芦，以大汗出，去葫芦，冬月不可用。

通气防风汤六十四

羌活　独活各一钱　藁本去芦　防风去芦　甘草炙，各五分　川芎　蔓荆子各三分

上细切，用水二盏，煎至一盏，去渣，空心温服。

调中益气汤六十五

黄芪一钱　人参有嗽者不用　甘草炙　苍术各五分，米泔浸
柴胡此味为上气不足，胃气与脾气下溜乃补，从阴养阳也　橘红如腹中
气不得运转，更加一分　升麻各二分　木香一分或二分

上细切，用水二盏，煎至一盏，去渣，空心温服。宁心绝
思，药必神功。盖病在四肢血脉，空心在旦服是也。

升阳顺气汤去黄柏六十六

黄芪一钱　半夏汤泡，六分　甘草炙　升麻　柴胡去芦，各
二分　当归身　陈皮去白　神曲炒　人参各三分　草豆蔻四分
生姜一钱

上细切，用水二盏，煎至一盏，去渣，食前大温服。

清暑益气汤六十七

黄芪汗少，一钱　苍术米泔浸，各一钱半　升麻一钱　人参
白术　陈皮去白　神曲炒　泽泻各五分　甘草炙　黄柏酒炒　川
归酒浸　青皮去穰，麸炒　麦门冬去心　干葛各三分　五味子九粒

上细切，用水二盏，煎至一盏，去渣温服。

胃苓汤六十八

苍术米泔浸　厚朴姜制　陈皮去白　甘草炙　白术　茯苓去皮
桂心　猪苓　泽泻各五分

上细切，用水一盏半，煎至一盏，去渣温服。

羌活胜湿汤六十九

羌活　独活各一钱　藁本去芦　防风去芦　甘草炙　川芎各
五分　蔓荆子三分

上细切，用水二盏，煎至一盏，去渣，食前温服。如身重
腰痛，沉沉然，经中有寒湿也，加酒洗汉防己五分，轻者加附
子五分，重者加川乌五分。一方有以上证，用本方加制黄柏一

钱、制附子五分、制苍术二钱。

升阳散火汤七十

升麻　葛根　羌活　独活　白芍药　人参各六分　炙甘草一分　柴胡三分　防风三分半　生甘草二分　生姜三片

上细切，用水一盏半，煎至一盏，去渣热服，忌生冷等物。

清燥汤七十一

黄芪七分半　黄连　苍术米泔浸，各五分　五味子四粒　白术　橘红制，各二分半　人参一分半　麦门冬去心，二分　当归身酒洗　生地黄酒洗　神曲炒，各一分　白茯苓去皮，一分半　泽泻二分半　猪苓　黄柏酒，各二分　柴胡去芦，五分　升麻一分半　甘草炙，一分

上细切，用水二盏半，煎至一盏，去渣，空心稍热服。

大羌活汤七十二

羌活　独活　防己　黄芩　防风去芦　黄连　苍术米泔浸　白术　甘草炙　川芎　细辛各三分　知母酒炒　生地黄各一钱

上细切，用水二盏，煎至一盏，去渣热服。不瘥，再投二三服。

明目细辛汤七十三

麻黄根　羌活　防风各八分　川芎二分　生地黄酒洗　蔓荆子各三分　当归身梢　白茯苓去皮　藁本各四分　荆芥穗五分　细辛少许　红花少许　川椒四粒　桃仁七个，去皮尖，研

上细切，用水一盏半，煎至一盏，去渣，临卧稍热服。忌酒、醋、面。

参术调中汤七十四

人参　白术　茯苓去皮　炙甘草　青皮各三分　桑白皮去

皮　黄芪各四分　五味子十二粒　地骨皮　麦门冬去心　陈皮去白，各二分

上细切，用水一盏半，煎至一盏，去渣，大热服。

神效黄芪汤七十五

黄芪一钱五分　人参七分　甘草炙　白芍药各九分　陈皮去白，八分　蔓荆子二分半

上细切，用水一盏半，煎至一盏，去渣，临卧热服。

茯苓琥珀汤七十六

茯苓去皮　白术　猪苓　泽泻　桂各八分　琥珀一钱　滑石七分　甘草炙，三分

上细切为末，用长流水一盏半，煎至一盏，空心服。

芍药汤七十七

白芍药一钱　当归尾酒洗　黄连　黄芩各五分　大黄四分　甘草炙　槟榔　木香　桂心各二分半

上细切，用水一盏半，煎至一盏，去渣空心服。如初病后重，窘迫甚者，倍大黄，加芒硝五分。如痞满气不宣通，加枳实五分。如脏毒下血，加黄柏五分。如大人气血胜者，本方及加减分两，每加一倍。

饮煎类

木香流气饮七十八

藿香叶　木香不见火　厚朴姜制　青皮去白　香附童便浸　麦门冬去心　白芷各三分七厘　甘草炙，二分半　陈皮去白，五分　大腹皮乌豆汁洗　木瓜　人参去芦　蓬莪术炮　丁香皮不见火　半夏汤浸，各一分　赤茯苓去皮　石菖蒲各一分半　草果仁二分半　紫苏叶　槟榔　白术　肉桂去皮　木通各三分　沉香三分七厘

上细切，加生姜三片、大枣一枚，水一盏半，煎一盏，去渣温服。

易老门冬饮七十九

人参　枸杞子　白茯苓去皮　甘草炙，各一钱　五味子　麦门冬各一钱六分　生姜三分

上细切，用水一盏半，煎至一盏，去渣温服。

麦门冬饮子八十

麦门冬去心　当归酒洗　人参各五分　黄芪蜜炙　白芍药酒炒　甘草炙，各一钱　紫菀酒洗，一钱半　五味子七粒

上细切，用水一盏半，煎至一盏，去渣，食后服。

散热饮子八十一

防风　羌活　黄芩　黄连各一钱

上细切，用水一盏半，煎至一盏，去渣，食后温服。如大便燥，加大黄一钱。痛甚，加制当归、生地黄各一钱。如烦躁不眠，加栀子一钱。

交加饮子八十二

肉豆蔻　草果各二个，一个生，一个面炮　厚朴二寸，一寸生，一寸姜汁制　甘草二寸，一寸生，一寸炙　生姜二钱，一半生，一半湿纸煨

上细切，以银砂器，用水一盏半，煎至一盏，临发日去渣空心服。未愈，再投一服。

香薷饮八十三

香薷二钱　白扁豆　厚朴姜制，各一钱

上细切，用水一盏半，煎至一盏，去渣服。

常山饮八十四

知母　常山　草果各一钱一分　良姜七分　甘草炙，五分　乌梅去核，一钱六分　生姜二钱　大枣一枚

上细切，用水一盏半，煎至一盏，去渣，未发前服。

参苏饮八十五

人参　紫苏　全胡去芦　干葛　半夏　白茯苓各三分　枳壳麸炒　陈皮去白　甘草炙　桔梗米泔浸　木香各五分　生姜一钱

上细切，用水一盏半，煎至一盏，去渣温服。

彻清煎八十六

川芎　薄荷叶各三分　藁本一钱　生甘草五分　炙甘草五分　蔓荆子　细辛各一分

上为细末，食后用茶清调服。

治风煎八十七

天麻七分半　荆芥穗　薄荷叶各二钱半　白花蛇肉酒浸，去骨，四分

上为细末，用好酒二升、蜜四两，共纳石器内，煎成膏子，每温服一盏，日三进，煎饼厌下，急于暖处服之，要令汗出而已。

散类

导赤散八十八

生地黄酒洗　木通去皮　甘草各一钱五分　淡竹叶七分

上细切，用水一盏半，煎至一盏，去渣服。一本无甘草，有黄芩。

败毒散八十九

羌活　独活　前胡　柴胡　枳壳麸炒　人参　茯苓去皮　桔梗米泔浸　甘草炙　川芎各五分　生姜一钱

上细切，用水一盏半，煎至一盏，去渣热服。

洗肝散九十

薄荷叶　当归酒洗　羌活　防风去芦　川芎　甘草炙　山栀

大黄各二两

上为细末，每服二钱，食后滚水调下。

盐煎散九十一

草果去壳　砂仁炒　槟榔　厚朴姜汁制　肉豆蔻炮　羌活　苍术米泔浸　陈皮去白　荜澄茄　枳壳麸炒　良姜　茯苓去皮　茴香炒　麦芽炒，去壳　川芎　甘草炙，各二分

上为末，用水煎，入盐少许服之。

五膈宽中散九十二

陈皮去白　青皮麸炒　丁香各四两　厚朴姜制，一斤　甘草炙，五两　白豆蔻二两　香附醋炒　砂仁炒　木香各三两

上为细末，每服一钱，姜盐汤调服下。

乌药顺气散九十三

麻黄去节　陈皮去白　乌药　白僵蚕炒，各五分　干姜炒，三分　川芎　枳壳麸炒　甘草炙　白芷　桔梗各二分半　生姜一钱　大枣一枚

上为细末，用水一盏半，煎至一盏服之。

蟠葱散九十四

延胡索　苍术米泔浸　甘草炙，各二分半　茯苓去皮　莪术　三棱　青皮去穰，各二分　丁皮　砂仁　槟榔各一分半　桂去皮　干姜炒，各五厘

上为细末，加连须葱白一茎，水一盏半，煎一盏，空心温服。

五淋散九十五

赤茯苓一钱半　赤芍药　山栀子各五分　当归酒洗　甘草炙，各一分半　灯心七茎

上细切，用水一盏半，煎至一盏，去渣温服。

六一散九十六

桂府白滑石六两　粉甘草炙，一两

上共为极细末，每取三钱，不拘时，白水调服。

八味顺气散九十七

白术　白茯苓去皮　乌药去皮　白芷　陈皮去白　青皮去穰

人参各四分　甘草炙，二分

上为细末，用水一盏半，煎至一盏，服之。

补肺散九十八

阿胶蛤粉炒成珠　糯米各一钱　马兜铃七分　甘草炙，各五分

杏仁去皮尖，七个　大力子二分半

上细切，用水一盏半，煎至一盏，去渣温服。

蝉花无比散九十九

蝉蜕一分　茯苓去皮　甘草炙　防风去芦，各二分　石决明盐

水煮，研，为末　川芎　羌活　当归酒洗，各一分半　赤芍药酒炒

白蒺藜炒，各五分　苍术米泔浸，六分　蛇蜕炒五厘

上为细末，食后用米泔或茶清调服。

消毒散一百

黄芩　黄柏各一两　大黄五钱

上为细末，每用生蜜水调药如糊，摊在绢花子上，随目赤

左右，贴于太阳穴上，如干，用温水频润。

益胃散一百一

白豆蔻　姜黄　干生姜　泽泻各三分　砂仁炒　甘草炙　人

参　厚朴姜汁制　陈皮去白　黄芪各七分　益智仁六分

上为细末，用水煎服。

泻白散一百二

桑白皮蜜水炒　地骨皮各一钱　甘草炙，五分　粳米百粒

上为细末，用水一盏半，煎至一盏，食后服。易老方加黄芩。

益黄散 一百三

青皮去穰　诃子肉　甘草各一钱二分半　陈皮去白，二钱　丁香四分，如治小儿各减一倍

上为末，用水一盏半，煎至一盏服之。愚每于本方加参、术各一钱，效。

黄芪鳖甲散一百四

黄芪蜜炒　鳖甲去肋，酥炙　天门冬制，各五分　桑白皮蜜水炒　半夏汤泡　黄芩酒炒　甘草炙　知母酒炒　赤芍药酒炒　紫菀酒洗，各二分半　秦艽去芦　白茯苓去皮　生地黄　柴胡　地骨皮各三分半　肉桂去皮　人参　桔梗各一钱半

上为粗末，用水一盏半，煎至一盏，食后温服。

防风通圣散一百五

防风去芦　川芎　当归酒洗　芍药酒炒　大黄　芒硝　连翘　薄荷　麻黄去节，各四分半　石膏煅　桔梗米泔浸　黄芩　甘草炙，各九分　白术　山栀炒　荆芥穗各二分半　滑石一钱八分　生姜一钱

上细切，用水一盏半，煎至一盏，去渣温服。一方去芒硝加牛膝、人参、半夏各四分半。

独活散一百六

独活　羌活　川芎　防风　细辛　荆芥　薄荷　生地黄各四分

上细切，用水一盏半，煎至一盏，灌漱咽之。

白芷散一百七

麻黄去节　草豆蔻各一钱半　黄芪　升麻各一钱　吴茱萸汤泡　白芷各四分　川归酒洗　熟地黄酒洗，各五分　藁本三分　桂枝二分半　羌活八分

上为细末，先用温水漱口，净后擦之。

五苓散一百八

泽泻一两半　猪苓　赤茯苓　白术各一两　肉桂去皮，五钱

上为细末，每服二钱，用白汤或米饮，食前调服，服毕，多饮热汤，有汗即愈。

凉膈散一百九

大黄　朴硝　生甘草各五分　连翘一钱　栀子仁炒　黄芩酒炒　薄荷各二分半　淡竹叶五片

上细切，用水一盏，煎至八分，去渣，入蜜一匙，和匀服。如退六经热，及伤寒余热不解，胸烦等证，减芒硝、大黄，加桔梗五分，同为舟楫之剂，浮而上之，治至高之分也。

一方加汉防己五分。

木香散一百十

木香　槟榔各一钱

上为细末，用桔梗煎汤调服。

复元通气散百十一

陈皮去白　青皮去瓤，各四两　甘草二两，半生半炙　川山甲煅　栝楼根各二两　金银花　连翘各一两

上为细末，每服二钱，热酒调服之。

川苦楝散百十二

木香另为末　茴香用盐一匙炒黄色，去盐　川楝子各一两，用巴豆十个去壳，同炒黄色，去巴豆

上为极细末，每服二钱，用温酒一盏，调匀空心服。

丁香散百十三

丁香　柿叶各一钱　炙甘草　良姜各半钱

上为细末，每服二钱，不拘时，用热汤调服。

川芎散百十四

山茱萸去核，一两　山药　甘菊花　人参　白茯神　川芎各五钱

上为细末，每服二钱，不拘时，用酒调服，日进三服。

丸类丹附

青娥丸百十五

杜仲姜汁炒，一斤　生姜炒，十两　破故纸炒，一斤

上为细末，用胡桃肉一百二十个，汤浸去皮，捣为膏，炼蜜些许，杵和为丸，如梧桐子大，每服五十丸，空心用姜盐汤任下。

无比山药丸百十六

山药炒，三两　赤石脂　茯苓去皮　熟苄酒洗　山茱萸去核　巴戟去心　牛膝酒洗，去芦　泽泻各一两　肉苁蓉酒浸，四两　五味子六两　杜仲姜汁炒　菟丝子酒浸，各三两

上为细末，炼蜜为丸，如梧桐子大，每服四五十丸，空心酒下。

补益肾肝丸百十七

柴胡去芦　羌活　生地黄酒洗　苦参　防己去皮　附子炮，去皮脐　肉桂去皮，各一两　归身酒洗，三两

上为细末，滚水为丸，如梧桐子大，每服四十丸，食前温水下。

六味地黄丸百十八

山药炒，四两　山茱萸去核，四两　泽泻去毛　牡丹皮　白茯苓各三两　熟地黄八两

上为细末，炼蜜为丸，如梧桐子大，每服五十丸，白汤

送下。

八味丸百十九

熟地黄酒洗，八两　泽泻去毛　牡丹皮　白茯苓各三两　山茱萸去核　山药各四两　附子炮，一两　桂心一两

上为末，蜜丸，梧桐子大，每服五十丸，温酒下，或盐汤下，妇人淡醋汤下。

巴戟丸百二十

五味子　巴戟去心　肉苁蓉酒洗，去甲　人参　菟丝子酒浸　熟地酒洗　覆盆子　白术　益智去壳炒　骨碎补去毛　小茴香各一两，炒　白龙骨二钱半　牡蛎炒，二钱

上为末，蜜丸，梧桐子大，服五十丸，空心盐汤送下。

八物定志丸百二十一

人参一两半　石菖蒲　远志去心　茯神去心　茯苓去皮，各一两　麦门冬去心　白术各五钱　牛黄二钱，另研　朱砂一钱，另研

上为细末，炼蜜为丸，如梧桐子大，每服三十丸，米饮送下。

理中丸百二十二

人参　白术　干姜炒　甘草炙，各等份

上为细末，炼蜜丸，每一两，分作五丸，每服一丸，白汤化下。

一方干姜恐大热，以生姜制干代之。

理中丸加半夏百二十三

本方加制半夏各等份。

朱砂安神丸百二十四

黄连一钱半　朱砂一钱　酒生苄①　酒归身　炙甘草各五分

---

① 生苄：生地的别名。

上为极细末，汤浸蒸饼为丸，如黍米大，每服十五丸，食后津唾咽下。一方无地黄、归身，用生甘草。

朱砂滚涎丸百二十五

朱砂　白矾生用　赤石脂　硝石各等份

上为细末，研蒜膏丸，如绿豆大，每三十丸，食后荆芥汤送下。

助气丸百二十六

三棱炮　莪术炮，各三两二钱　青皮去穰　白术各一两半　木香　槟榔　枳壳麸炒，各一两　陈皮去白，一两半

上为细末，糊丸，每服五十丸，滚水下。

茱萸内消丸百二十七

山茱萸去核　吴茱萸汤泡　陈皮去白　青皮去穰　马兰花醋炙　山药炒　茴香炒，各二两　川楝子酒煮，去核　肉桂去皮，不见火　木香不见火，各一两

上为细末，酒糊丸，如梧桐子大，每服五十丸，空心酒、盐汤下。

沉香鹿茸丸百二十八

沉香一两　附子炮，各四两　鹿茸酥炙，三两　熟地黄酒洗，六两　巴戟去心，一两　菟丝子酒浸，五两　麝香另研，一钱半

上为末，炼蜜丸，如梧桐子大，每服四五十丸，空心酒、盐汤下。

附子理中丸百二十九

人参　白术　干姜炒　甘草炙　附子炮，各等份

上为末，炼蜜丸，每一两作十丸，每服一丸，用水一盏，煎至七分，空心稍热服。

小菟丝子丸百三十

菟丝子酒洗，五两　石莲肉去壳，二两　白茯苓去皮，一两
山药炒，二两七钱半

上将山药除七钱半为末，打稀糊，其余共为细末，以山药
糊为丸，如梧桐子大，每服五十丸，空心温酒、盐汤任下。

青州白丸子百三十一

南星生用　白附子各二两　川乌半两去皮脐，五钱　半夏七两，
好白者，汤泡

上为细末，以生绢袋盛，于井花水内摆出，未出者更以
手揉令出，以渣更研，再用绢袋摆尽为度，于瓷盆中日晒夜
露，每旦换新水，搅而复澄，春五、夏三、秋七、冬十日，去
水，晒干如玉片，碎研，以糯米粉煎粥清为丸，如绿豆大，每
服二三十丸，生姜汤送下，不拘时服。如瘫痪风湿，用酒送下，
小儿惊风，薄荷汤下三五丸。一方加天麻、全蝎，各制等份为细末，
用生姜自然汁煮面糊为丸，梧桐子大，服法同前。

麝香大戟丸百三十二

胡芦巴四两　大戟制　附子炮，各半两　麝香一钱，另研　川
棟子酒煮，去核　诃子去核　茴香炒，各六两　木香　槟榔各一两

上除川棟子一味，其余共为细末，将川棟子以好酒二升、
葱白七根，长四寸煮，去核取肉，和前药末杵和为丸，梧桐子
大，每服十丸，空心姜汤送下。

感应丸百三十三

杏仁汤泡，去皮尖，肥者，二百四十枚　百草霜用乡村人家锅底
上者佳，另研细，二两　巴豆七十粒，去皮、心膜油，研细如粉　干姜
炮，一两　肉豆蔻二十个，煨　木香二两半　丁香一两半

上除巴豆、百草霜、杏仁三味外，余四味为细末，同研

匀，用蜡匮先将蜡六两熔化作汁，以重绵滤渣，更以好酒一升，于银石器内煮蜡熔，滚数沸，倾出候酒冷，其蜡自浮于上，取蜡称用。凡春夏修合，清油一两，秋冬用清油一两半，于冷铫内熬令香熟，次下酒煮蜡四两，同化作汁，就锅内乘热拌，和前项药末成剂，分作小锭子，以油单纸裹衣旋丸，服饵，每服三十丸，空心生姜汤送下。

香连丸百三十四

黄连二十两，用吴茱萸十两，二味各以酒拌湿同炒，去茱萸 木香四两八钱，不见火 一方加石莲肉半斤，去壳，治噤口痢神效

上为末，用醋煮面糊丸，梧桐子大，每服三五十丸，清米饮下。

胜金丸百三十五

常山十两 槟榔十五个，鸡心者

上为细末，用鸡卵清丸，梧桐子大，每服三十丸，于发时前一日，临卧用冷酒送下便睡，不可吃热物、茶汤之类。至四更尽，再用冷酒送下二十丸，忌一切热物，至日午方可食温物，至晚不拘。

控涎丸百三十六

甘遂去心 大戟去皮 白芥子主上气，发汗，胸胁有冷痰

上件各等份为细末，糊丸如梧桐子大，每服五十丸，淡姜汤下。食后临卧服，量病人虚实加减丸数。一方名妙应丸，治惊痰加朱砂为衣，痰甚者加全蝎，酒痰加雄黄、全蝎，惊气痰成块者，加川山甲、鳖甲、玄胡索、蓬莪术，臂痛加木鳖子、霜桂心，热痰加盆硝，寒痛加丁香、胡椒、肉桂。

三黄丸百三十七

黄连去须 黄芩炒 大黄各等份，炮

上为细末，炼蜜丸如梧桐子大，每服三十丸，滚水送下。

草豆蔻丸百三十八

草豆蔻面煨　泽泻小便多者减半　半夏泡，各一两　吴茱萸汤泡，焙干　橘红去白　人参　白僵蚕　黄芪　益智仁各八钱　生甘草　炙甘草　当归身酒洗　青皮去穰，各六钱　桃仁去皮尖，七十个　麦蘖面炒，一两半　神曲炒微黄　柴胡胁不痛减半　姜黄各四钱

上为细末，汤浸蒸饼，丸如梧桐子大，每服三十丸，食远白汤送下。

丁香楝实丸百三十九

当归酒洗　附子炮　川楝子去核　茴香炒，各一两

上细切，用好酒三升同煮，酒尽为度，取出焙干为细末，每称药一两，再入后项药。

丁香　木香各五钱　全蝎制，十三个　玄胡索五钱

上为细末，同前药末拌匀，酒糊丸如梧桐子大，每服三十丸或至百丸，温酒送下。

木香踢气丸百四十

木香　陈皮去白　青皮去穰　草豆蔻炮　萝卜子炒　胡椒各三钱　蝎尾去毒，二钱半

上为细末，糊丸如梧桐子大，每服三十丸，食后米饮送下。

中满分消丸百四十一

黄芩去朽细切，酒拌炒二次，六钱　黄连　枳实麸炒　半夏汤泡七次，去皮脐　厚朴姜制，各五钱　姜黄　人参　白术各二钱五分　甘草炙　猪苓去黑皮各一钱　干生姜　白茯苓去皮　砂仁各二钱　知母去毛，酒炒　泽泻　陈皮去白，各二钱

上为末，蒸饼作糊，丸梧桐子大，每服百丸，焙热，白汤或淡姜汤送下。

槟榔丸百四十二

槟榔　木香各二钱半　枳实麸炒　丑头末　陈皮去白，各半两

上为细末，醋糊丸如梧桐子大，每服二十丸，生姜汤送下。

厚朴丸百四十三

当归酒洗　丁皮各半两　厚朴姜汁制，一两　细辛二钱半　人参一钱半　炙甘草半分

上为细末，炼蜜丸如弹大，每服一丸。水一盏，煎至六分，和渣热服。

枳术丸百四十四

白术二两　枳实麸炒，一两

上为细末，用沸汤泡青荷叶干者亦可，顷间去叶，用汤浸。晚粳米杵粉，以原汤煮糊为丸，如梧桐子大，每服五十丸，多至七八十丸，白汤送下。

金花丸百四十五

黄连　黄芩　黄柏去皮　山栀仁炒，各一两

上为细末，滴水丸如梧桐子大，每服五十丸，熟水送下。

牛膝丸百四十六

牛膝去芦，酒洗　萆薢　杜仲姜汁炒　肉苁蓉酒浸，去甲　菟丝子酒浸　防风　胡芦巴炒　破故纸酒浸，炒　白蒺藜各等份，一两　官桂半两

上为细末，酒煮猪腰子，丸如梧桐子大，每服五十丸，温酒送下。腰痛甚者，服之尤捷。

左金丸百四十七

黄连六两　吴茱萸一两，汤泡浸半时许，焙干用

上为细末，粥丸如梧桐子大，每服五十丸，煎白术、陈皮汤送下，滚水亦可。

地芝丸百四十八

生地黄酒洗，四两　天门冬去心，四两　枳壳麸炒，二两　甘菊二两

上为细末，炼蜜丸如梧桐子大，每服百丸，食后茶清下。

肥气丸百四十九

当归头　苍术各一两半　青皮炒，一两　蛇含石醋煅淬，七钱半　三棱　莪术　铁孕粉各三两，与三棱、蓬术同入醋煮一休时久

上为细末，醋煮米糊为丸，如绿豆大，每服四十丸，用当归浸酒下，食远温服。

痞气丸百五十

赤石脂火煅，醋淬　川椒炒出汗　干姜炮，各二两　桂心　附子炮，各半两　大乌头炮，去皮脐，二钱半

上为细末，炼蜜丸，如梧桐子大，以朱砂为衣，每服五十丸，食远用米汤送下。

补阴丸百五十一

黄柏半斤，盐酒拌，炒褐色　知母去毛，酒制，炒　熟地黄酒洗，各三两　龟板酥炙，四两　白芍药煨　陈皮去白　牛膝酒浸，去芦，各二两　虎胫骨酥炙，一两　锁阳酥炙　当归酒洗，各一两半

上为细末，酒煮羖羊肉为丸，如梧桐子大，每服五六十丸，空心盐汤送下，冬月加干姜半两。

滋肾丸百五十二

黄柏二两，酒炒阴干　知母二两，酒浸　桂去粗皮，一钱

上为细末，热水丸如梧桐子大，每服五十丸，空心百沸汤下。

泻青丸百五十三

当归酒洗　草龙胆　川芎　山栀　大黄　羌活　防风各等份

上为细末，炼蜜丸如梧桐子大，每服三十丸，热水送下。

奔豚丸百五十四

厚朴姜汁制，七分　黄连五钱　白茯苓去皮　泽泻去毛　菖蒲各二钱　川乌炮　丁香各五分　苦楝酒煮，去核，三钱　玄胡索一钱半　全蝎　附子　独活各一钱　肉桂一分　巴豆霜五分

上件除巴豆霜、茯苓，各另研为末旋入外，为细末和匀，炼蜜丸如梧桐子大，淡盐汤下。初服二丸，一日加一丸，一日加二丸，渐渐加至大便微溏，再服，二丸起加服之，积消而止。

黄连黄柏知母丸百五十五

黄连　黄柏　知母酒制，各等份

上为末，水丸如梧桐子大，每服七八十丸至百丸，空心百沸汤下，以饮食厌之。

二丹丸百五十六治健忘，养神定志，和血安神，外华腠理。

熟地黄酒洗　天门冬去心　丹参各两半　茯神去皮心　甘草炙　麦门冬各一两　远志去心　人参　丹砂另研为衣　菖蒲各半两

上为细末，炼蜜丸，如梧桐子大，每服五十丸，或加至百丸，空心愈风汤下。

平补镇心丹百五十七

白茯苓去皮　五味子　熟地黄酒洗　天门冬去心　麦门冬去心　肉桂各一两二钱半　远志去心　茯神去皮心　山药姜汁炒，各两半　车前子　人参　朱砂另研，各半两　龙齿制，一两半　酸枣仁去壳炒，二钱半

上为末，炼蜜丸，如梧桐子大，朱砂为衣，每服三十丸，空心用米饮、温酒任下。

还少丹百五十八

川牛膝去芦，酒浸　山药炒，各一两半　杜仲姜汁炒断丝　巴戟去心　山茱萸去核　肉苁蓉酒浸，去甲　五味子　白茯苓去皮　小茴香炒　远志去心，同甘草煮　柏子仁各一两　石菖蒲　枸杞子各五钱　熟地黄酒洗，二两

上为细末，炼蜜同红枣肉为丸，如梧桐子大，每服七十丸，用温酒或盐汤送下，日进三服。

黑锡丹百五十九

黑锡熔化去渣　硫黄各二两　金铃子即川楝子　沉香　木香　附子炮　胡芦巴　茴香　破故纸　阳起石研，水飞　肉豆蔻炮　桂各半两，自金铃子以下另为末

上将黑锡用新铁先熔化，以硫黄末一钱和炒黑锡结成砂子，再用慢火熔化，将所余药，一两九钱硫黄、黑锡同熔化，搅冷，匀倾在地坑内，出火毒，过一夜取出，研令极细末，又将前项为末，和匀一处，再研一日，成黑光为度。酒糊为丸，如梧桐子大，阴干入布袋内擦光，每服五七十丸，空心姜盐汤任下，或枣汤下，妇人醋艾汤送下。一方有巴戟。

金锁镇元丹百六十

五倍子　白茯苓各八两　巴戟去心　肉苁蓉酒浸去甲　胡芦巴炒，各一斤　补骨脂酒炒，十两　朱砂三两，另研　龙骨二两

上为末，酒糊丸，梧桐子大，每服二十丸，空心温酒、淡盐汤任下。

离珠丹百六十一

杜仲姜汁炒　破故纸制，各三两　萆薢二两　诃子去核，五个　龙骨煅　巴戟去心，各一两　胡桃肉百二十个　砂仁半两　朱砂一钱半，另研

上为末，酒糊丸，如梧桐子大，朱砂为衣。每服二十丸，空心盐汤、温酒任下。

天真丹_{百六十二}

沉香　巴戟_{酒浸，去心}　茴香_{盐炒，去盐}　萆薢_{酒浸，炒}　胡芦巴_炒　破故纸_{酒炒}　杜仲_{姜汁炒}　黑丑_{盐炒，去盐}　琥珀_{各一两}桂_{半两}

上为末，用原浸药酒煮糊丸，如梧桐子大，每服五十丸至七八十丸，空心温酒送下。

三才封髓丹_{百六十三}

天门冬_{去心}　熟地黄_{酒浸}　人参_{各半两}　黄柏_{酒浸，炒，三两}砂仁_{一两半}　甘草_{炙，七钱半}

上为末，水煮糊丸，如梧桐子大，每服五十丸。用制苁蓉半两切作片子，以酒一大盏，浸一宿，次日煎四沸，去渣送下。

四白丹_{百六十四}

清肺气养魄。中风者多昏冒，气不清利，此药主之。

白芷_{一两}　白檀_{一钱半}　白茯苓_{去皮}　白术　缩砂仁　人参防风_{去芦}　川芎　香附子_炒　甘草_{炙，各半两}　羌活　独活　藿香_{各一钱半}　知母_{去毛}　细辛_{去叶，各二钱}　甜竹叶_{二两}　薄荷_{三钱半}　麝香_{一字另研}　牛黄_{另研}　龙脑_{另研，各五分}

上为细末，炼蜜丸，每一两作十丸，临卧嚼一丸，分五七次嚼，以愈风汤送下。

煮枣方_{百六十五}

甘遂　大戟　芫花_{各等份}

上为末，煮枣肉为丸，如梧桐子大，清晨热汤下三十丸，以利为度。次早再服，虚人不可多服。

后　集

中风一

中风者，专主正气气虚而痰气乘之所致也，分气、血而治之。经云：且如舟行于水，人遇于风，舟漏则水入，体涌则风伤。按治法：治痰先治气，气顺则痰利；治风先治血，血行风自灭。先养血而后去风，必用顺气排风等剂。如左手脉来无力，属血虚，治以血药倍多；右手脉来无力，属气虚，治以气药倍多。依方随病制宜，无如胶柱鼓瑟，而误察病，反嗔制方之不精也。

秘传加减省风汤

陈皮　半夏　茯苓　甘草　羌活　防风　黄芩　白芷　白术　红花有死血者加之

上细切，作一服，用水二盏，生姜三片，煎至一盏。去渣，再用木香磨姜汁、竹沥入药内，搅匀服。血虚者加当归、生地黄、熟地黄，去红花。气虚者加人参、黄芪，去白芷。痰盛者加瓜蒌仁、枳实。大便燥闭，脉实者，加大黄。咬牙闭目者，用皂荚末，芦筒吹入鼻内，或装于纸，捻冲，有嚏者可治，否则不治。痰盛者，重用樋法内吐痰甚良，痰大出即苏，量老幼元气虚实治之。凡中风口开、手撒、眼合、遗尿、吐沫、直视、喉如鼾睡、肉脱筋痛、发直、摇头上窜、面赤如妆、汗缀如珠，皆为中风不治之证也。

中风灸法：风府二，人中一，颊车二，合谷二，各灸七壮。

中寒二

中寒者，属冬时中于寒，手足厥冷，或腹痛呕吐，甚则晕倒昏迷，不省人事，脉沉迟无力，治宜辛温之剂。大法风中则身温，寒中则身冷者是也。

秘传加减理中汤中寒轻者用此方

人参　白术　干姜　甘草　干葛　肉桂　陈皮　半夏　茯苓　细辛

上细切，作一服，用水二盏，姜三片，煎至一盏，去渣温服。中寒重者，六脉全无，或腹痛泻痢不止，加附子。如身甚恶寒者，加麻黄煨，生姜水煎，临服时再加姜汁半盏服，其患者皮肤外，仍用生姜捣碎炒热，款款熨之良。

中暑三

中暑者，即夏时所受三伏火也，在天为火，在地为暑，在人脏为心。凡暑气先中于心，脉虚、身热、自汗、背恶寒、毛耸齿燥、避暑深堂大厦，得此证者，名中暑是也。行人冲走长途，或田野力农卒倒者，名中热是也。夫中暑者，阴证内伤之为病也；中热者，阳证外感之为病也。经云：治暑当降火。宜此饮随证加减。

秘传加减香薷饮

香薷　白扁豆　黄连　甘草　麦门冬　五味子　知母　陈皮　茯苓　厚朴

上细切，用水二盏，加姜、枣、灯心，煎至一盏，去渣，不拘时冷服。

身热者加柴胡，呕者加半夏、姜汁，渴者加天花粉。元气虚者加人参、黄芪，小便短赤或涩者，加山栀仁、泽泻。自汗或水泻者，加炒白术、升麻，头痛者加石膏、川芎。

清暑益气汤治长夏一切等证。

白虎汤治暑热发渴，并见前集汤类。

益元散治中暑身热，烦渴，小便不利等证。即六一散。

五苓散治湿热发热黄证，并见前集散类。

若加茵陈，治湿热发热黄证最捷。若暑湿二邪交病，加平胃散，名胃苓汤。

中湿四

中湿者，须分内外而治也。内湿者，乃饮食生冷所伤也；外湿者，皆山岚露雨，水土之气所中也，其人脉俱沉细。经云：治湿不利小便，非其治也。

秘传加减渗湿汤

苍术　厚朴　陈皮　茯苓　半夏　黄连　灯心

上细切，作一服，用水二盏，姜三片，枣一枚，煎一盏，去渣纳盐二字服。内湿者，食下必呕吐，腹中胀满，小便短赤，加山楂、枳实、黄连、炒萝卜子。外湿者，身体必肿痛，寒热往来，小便短赤，加羌活、木通、黄芩。小便不利者，加猪苓、泽泻。发黄者，专主湿热所成，如盦曲相似，盖湿热则易为黄矣，利小便为上策，加茵陈、滑石、木通、猪苓、泽泻、山栀、黄柏。

感冒五

感风者，脉多浮数，其证：身热面光，有汗恶风，鼻塞声重，头疼，涕唾稠黏。感寒者，脉多浮紧，其证：身热面惨，无汗恶寒，腰背拘急，头项强痛。感冒之初，治此病者，须当诊按分别之。

引方

参苏饮治感风无汗，鼻塞声重，头疼，见前集饮类。

若冬月外感，恶寒无汗、咳嗽、鼻塞声重者，加麻黄、杏仁、金沸草，表汗散之。若春夏秋三季咳嗽有痰者，去人参、木香，加桑白皮、杏仁。若头痛兼咳嗽者，加川芎、细辛。若气促喘嗽不止者，加知母、贝母。若肺寒咳嗽者，加五味子、干姜。若痰热者，加片芩。若胸满痰多者，加瓜蒌仁。如痰唾如胶者，加金沸草。若呕逆者，加藿香、砂仁。若心下痞闷，或胸中烦热，或嘈杂恶心，或停酒不散者，倍干葛、陈皮，加黄连、枳实。若脾泄者，加莲肉、白扁豆。若似疟者，加草果、川芎。若鼻衄者，加四物汤。

藿香正气散治时令不正，瘟疫大行，感冒等证。

大腹皮制　紫苏　藿香　白芷　茯苓各六分　厚朴制　白术陈皮　桔梗　半夏各四分　甘草炙，二分

上细切，用水二盏、姜三片、枣一枚，煎服。

羌活冲和汤以代桂枝麻黄青龙各半等汤，此太阳经之神药也。治春

夏秋非时感冒，暴寒头痛，发热恶寒，脊强无汗，脉浮紧。此足太阳膀胱经受邪，是表证，宜发散，不与冬时正伤寒同治法。此汤非独治三时暴寒，春可治温，夏可治热，秋可治湿，治杂证亦有神也。秘之，勿与庸俗知此奇妙耳。

羌活　苍术各一钱半　防风　黄芩　川芎　白芷　甘草各一钱　生地黄二钱　细辛五分，不可多

上细切，用水二盏，姜三片，枣二枚，煎至一盏。槌法加葱白捣汁五匙，入药再煎一二沸，若发汗宜热服，止汗宜温服。

若胸中饱闷，加枳壳、桔梗，去生地黄。若夏月，加石膏、知母，名神术汤，若服此汤不作汗，加苏叶。若喘而恶寒身热，加杏仁、生地黄。若汗后不解，宜要服汗下兼行，加大黄，釜底抽薪之法。若春夏秋感冒非时伤寒，亦有头痛恶寒、身热、脉浮缓、自汗，宜实表，去苍术加白术。汗不止加黄芪，即加减冲和汤。再不止，以小柴胡汤加桂枝、芍药一钱如神。

以上二证，如法治而未愈，或合吐，或合下，更于《伤寒论》中求之合证。若虞机之省括于度，发无不中矣。

凡伤寒传经之证，初得太阳经病，恶寒发热、头项强、腰脊痛、无汗，急用羌活冲和汤表之而愈。或诸痛悉除，亦不恶寒，但发热不解，或微汗濈濈然出，此为挟虚证，宜用补中益气汤为主治。有汗加桂枝、芍药。汗未透，脉尚浮紧，加羌活、苍术、防风、葛根，倍升麻、柴胡。满闷者去黄芪、人参，仍头痛未除，加川芎、白芷、荆芥、薄荷、细辛、葛根。若渴，加五味子、麦门冬、天花粉。三四日间，不宜前药，则以小柴胡汤，验证加减。如寒热胁痛，少阳外证悉具，只以本方服之。若兼腹满自利，已见太阴证而少阳证尤未除者，本方中加五苓散，名柴苓汤。热甚者去桂倍黄芩，渴甚者本方去半夏，加五

味子、天花粉。五六日不大便，潮热引饮，本方中去人参、甘草，加芍药、枳壳、厚朴、大黄，甚者加芒硝，或用河间三一承气汤。七八日过经不解，热不退，或黄连解毒汤、凉膈散，选而用之。或仍以小柴胡汤看证调治而愈，或愈后因劳役复热者，仍用补中益气汤，多服数帖自安。虽因食复病，切不可轻用大黄、芒硝之类下之，盖病后气血大虚，若复下之必死，慎之慎之。

上证治法内方，悉见前集，再不重立，此载大略未备。治此证者，须于仲景《伤寒论》中，熟览详究用药，庶无误矣。

内伤六

内伤者，皆由饮食不节，起居不时，劳役过伤，或触犯贼风，恶寒发热，宜察表里虚实。内伤外感之候，亦有外感挟内伤，有内伤挟外感，此撮要言。更遍览东垣论中，庶得详悉大法，宜以扶植胃气为本，斟酌用药，毋违东垣之指也。

引方

补中益气汤 见前集汤类，备录加减法。

若咽干，本方加干葛；若心刺痛，乃血涩不足，倍当归；若精神短少，倍人参加五味子；若头痛，加蔓荆子；痛甚加川芎；顶脑痛，加藁本、细辛；若痰多，加半夏、贝母、生姜；若咳嗽，春加佛耳草、款冬花，夏加五味子、麦门冬，秋冬加连节麻黄。久嗽肺中伏火去人参，若恶食，食不下，乃胸中有寒，或气涩滞，倍陈皮加青皮、木香。寒月更加益智、草豆蔻，夏月加芩、连，秋月更加砂仁、槟榔。若心下痞闷加芍药、黄连，若腹胀加枳实、木香、砂仁、厚朴。寒月加生姜、肉桂，若腹痛加芍药、甘草，有寒加桂心，夏加黄芩倍甘草。芍药，冬加益智、草豆蔻、半夏。若胁痛或急缩，倍柴胡、甘草。若脐下痛加熟地黄，不已，乃是寒也，加肉桂。若大便闭涩，加当归梢、大黄，若脚软乏力或痛，加黄柏，不已更加防己。若气浮心乱，以朱砂安神丸镇之。

上方加减法，是饮食劳倦，喜怒不节，如病热中，则可用之，若未传寒中，则不可用。此盖甘酸适口以益其病耳，如黄芪、人参、甘草、芍药、五味子之类是也。见《脾胃论》。

朱砂安神丸

调中益气汤

草豆蔻丸治宿食不消，胃口痛。

枳术丸治痞满、消食、强胃等证，并见前集汤类、丸类。

若元气虚弱，饮食不消，心下痞闷，本方加橘皮一两，名橘皮枳术丸。若治饮食太过，致心腹满闷不快，本方加炒神曲一两、炒麦蘗面一两，名曲蘗枳术丸。若破滞气，消饮食，开胃进食，本方加木香一两，名木香枳术丸。若治因冷食内伤，本方加制半夏一两，名半夏枳术丸。若治伤肉食、湿面、辛辣味厚之物，填塞闷乱不快，本方加酒炒黄连、酒蒸大黄、炒神曲、净橘红各二两，黄芩四两，名三黄枳术丸。

保和丸治一切饮食所伤，胸腹饱闷不安，或腹中有食积癖块，多服日渐消散。若脾胃虚者，恐不可服。

山楂肉五两　神曲炒　半夏泡，去皮，各三两　茯苓　陈皮去白　萝菔子炒　连翘各一两

上为细末，别用生神曲五两，入生姜汁一小盏，水调打糊为丸，如梧桐子大，每三五十丸，清米饮送下。若健脾胃，消食积，加麦蘗面一两、白术二两，名大安丸。一云脾虚者服之，

虚虚之祸，疾如反掌，或以四君子等物作汤，使送下。盖山楂一味，大能克化食物，若胃中无食，脾虚不运，不思食者，服之则克伐脾胃之气，故云然也。

加味二陈汤导痰补脾，消食行气。

陈皮　茯苓　神曲炒，各七分　山楂肉一钱半　半夏泡　香附子各一钱　川芎　苍术　白术各八分　麦芽面炒　砂仁炒，各五分　甘草炙，三分

上除神曲、麦芽面细研另包，余细切作一服，生姜三片，枣一枚，水二盏，煎一盏，调神曲、麦芽面入内搅服。

木香导滞丸治伤湿热之物，不得施化而作痞满，闷乱不安宜用。

大黄一两　枳实制　神曲炒，各半两　白茯苓　黄芩　黄连去毛　白术各三钱　泽泻　木香　槟榔各二钱

上为细末，汤浸，蒸饼为丸，如梧桐子大。每服七八十丸，温水食远送下，量强弱加减丸数，以利为度。

加减润肠丸治伤食心腹痛，能润血燥热，通大便。

大黄倍加　黄芩　麻黄　郁李仁　杏仁　厚朴　枳壳　陈皮　当归梢　萝菔子各等份

上为末，炼蜜丸如梧桐子大，每服百丸，食前滚水送下。

备急大黄丸治心腹诸卒暴痛，食积胸满，下咽气便速行。

大黄　巴豆去油皮膜　干姜各等份

上为细末，炼蜜和捣为丸，如小豆大，每服二丸，白汤送下，以利为度。

人参养胃汤治内伤饮食，心腹胀痛，吐泻疟疾初起，疟后调理脾胃。

苍术　厚朴　陈皮　甘草　人参　白茯苓　半夏　草果　藿香　加砂仁　香附子

上细切，用水二盏，生姜三片，乌梅一个，煎至一盏，去渣温服。若疟疾寒多者，加炮附子。

参苓白术散 治脾胃虚弱，饮食不进，或呕吐泻痢，或大病后补助脾胃，此药极妙。

人参　白茯苓　白术　干山药　白扁豆 去壳，姜汁浸，炒，各一两半　甘草 炙　薏苡仁 炒　桔梗 米泔浸　莲肉 去心　砂仁各一两

若治噤口痢，用石莲肉加石菖蒲一两，有气更加木香半两。

上为细末，每服二钱，枣汤下。噤口痢，用粳米汤，休息痢，用砂糖汤调送下。

郁证七

郁证者，气郁而湿滞，湿滞而成热，热郁而成痰，痰郁而成癖。血郁而成癥，食郁而成痞满。丹溪曰：气血冲和，百病不生，一有怫郁，诸病生焉。

引方

六郁汤 解诸郁

陈皮 去白，一钱　香附子 二钱　半夏 泡　山栀仁 炒　赤茯苓各七分　苍术　抚芎　砂仁 炒，研细　甘草 炙，各五分

上细切，作一服，用水二盏，生姜三片，煎至一盏，去渣温服。

若气郁，倍香附、砂仁，加乌药、木香、槟榔、苏梗、干姜。若湿郁，倍苍术，加白术。若热郁，倍山栀，加黄连。若痰郁，加南星、枳壳、猪牙皂荚。若血郁，加桃仁、红花、牡丹皮。若食郁，加山楂、神曲、麦蘖面。

越曲丸 解诸郁。

神曲炒　香附童便浸　苍术　川芎　山栀仁炒

上为细末，水丸如绿豆大，每服五七十丸，食远温水送下。

痰饮八

痰饮者，为患百端，夫善治痰，顺气为先，必兼实脾燥湿。王隐君有论，丹溪有方，治者于此求之，庶得详悉，不失医理之旨矣。

引方

二陈汤 见前集汤类。

导痰汤 治风湿咳嗽等证。

半夏汤泡，二钱　南星煨　陈皮　枳壳麸炒　茯苓去皮　甘草炙，各一钱　生姜五片

上细切，用水一盏半，煎至一盏，去渣温服。若久嗽，肺燥热者，去半夏，加五味子九粒、杏仁五分。

加味二陈汤 治痰理脾胃。

陈皮盐水浸，八分　半夏姜汁炒，一钱半　白茯苓　白术各一钱三分　香附盐水炒，七分　连翘　黄芩炒　枳实麸炒　前胡　甘草炙，各五分　瓜蒌仁　桔梗　麦蘖炒，各一钱

上细切，用水二盏，姜三片煎，临服入姜汁三匙，竹沥一杯服。

加减清膈化痰丸

陈皮去白　贝母去心　半夏曲　天南星汤泡，姜汁浸，炒　白茯苓　天花粉各一两　片芩去芦，酒炒　香附子童便浸，醋炒　枳实麸炒　苍术米泔浸，去皮，炒　海石另研，各八钱　桔梗六钱

上为细末，烧竹沥，加姜汁为丸，如绿豆大，每服九十丸，食远及临卧滚水送下。

加味化痰丸 治痰满胸膈，咽喉不利者。

橘红去白，盐水洗 半夏曲炒，各二两 桔梗米泔浸 海蛤粉另研 贝母去心 瓜蒌仁另研如泥 香附盐水炒，各一两 片黄芩炒 枳壳麸炒 连翘各五钱 诃子去核 枯白矾另研，各二钱半

上为细末，炼蜜入真姜汁，调和为丸，如黍稷米大，每服四五十丸，淡姜汤送下，不可多服，恐伤上焦元气。

清气化痰丸 治胸膈停痰，消饮食，理脾胃，顺气宽胸解郁。

陈皮 青皮 苏子 香附子各二两 神曲 麦芽 山楂 茯苓 萝菔子 杏仁各一两 南星 半夏各四两，以皂角二两、白矾二两、生姜四两，切片同水煮，取南星、半夏焙干。

上为末，竹沥、姜汁打糊，丸如梧桐子大，每服七十丸，姜汤下。

咳嗽九

咳嗽者，须分春、夏、秋、冬，并阴虚火动，劳嗽风痰治之。春是春升之气，夏是夏火炎上，最重。秋是湿热伤肺，冬是风寒外感。痰嗽者，嗽动便有痰出是也。劳嗽者，盗汗、面赤是也。火嗽者，乍进乍退是也。风寒嗽者，鼻塞声重是也。

秘传加味二陈汤方见前集汤类。

春嗽，二陈汤加五味子、白芍药、杏仁、柴胡、黄芩、姜水煎服。

夏嗽，二陈汤加黄芩、五味子、黄柏、知母。

秋嗽，二陈汤加苍术、白术、五味子、黄芩、杏仁。

冬嗽，二陈汤加桂枝、苏叶、细辛、杏仁、麻黄。

痰嗽，二陈汤加桔梗、前胡、贝母、紫菀、白芍药。

劳嗽，二陈汤合四物汤，加杏仁、紫菀、五味子、贝母、款冬花。若久嗽去款冬花，加罂粟壳，是治其本也。

火嗽，用石膏杏仁汤：石膏、杏仁、桔梗、桑白皮、芍药、真青黛、贝母、瓜蒌仁、栀子、陈皮、枳壳、甘草。

肺胀嗽，用桔梗香薷汤：桔梗、香薷、陈皮、枳壳、黄芩、贝母、桑根白皮、地骨皮、青皮、柴胡、泽泻、甘草梢、天门冬、灯心。

肺实嗽喘，两寸脉洪而有力者。用葶苈桑白皮汤：葶苈子、桑白皮、紫菀茸、款冬花、石膏、杏仁、瓜蒌仁、黄芩、陈皮、枳壳、天花粉、桔梗头、白茯苓、甘草梢。

肺虚喘嗽，两寸脉微而无力者。用五味子汤：五味子、人参、桔梗。

上半夜嗽者属阴虚，二陈汤合四物汤，加黄柏、知母、五味子。

五更嗽者，属阳虚食积，二陈汤加枳实、神曲、山楂。

凡嗽得出者用半夏，嗽不出者去半夏，用贝母。若干嗽者，为最难治。

疟证十

疟疾者，起于内伤外感，无痰不成疟，脉自弦数迟是也。治法当看所挟客邪何如？若有风散风，有寒祛寒，有暑消暑，有湿除湿，有痰治痰，有积除积。客邪既去寒热既准，然后可截。寒来不久则肾虚，热来不久则胃虚，若不截止，必成劳矣。

经云：先补正气，后退邪气，理之必然。

秘传人参鳖甲饮

人参　鳖甲　苍术　白术　半夏　厚朴　川芎　当归　槟榔　青皮　甘草炙　生姜

上细切。若日间发者属阳，用酒水各一盏、黑豆一撮、桃枝头七个、乌梅一个，同煎至七分，露一宿，未发之先，去渣空心服。若夜间发者属阴，加升麻、桔梗。若寒多者加桂枝，酒多水少，若热多者加柴胡、茯苓，水多酒少。若元气不足者加升麻，若渴甚者加天花粉、知母，若久不瘥者加常山、草果。

秘传平疟饮治疟不问新久，神效。

槟榔　枳壳　陈皮　甘草炙　常山　桔梗　地骨皮　五加皮　赤芍药　白茯苓一方无茯苓有草果

上细切，各等份，用瓷碗盛之，酒浸露一宿，临发日，去渣空心热服，渣仍用酒一盏半，煎八分服。若寒多，倍加槟榔、枳壳，若热多，倍加陈皮、甘草。

加味小柴胡汤

日间发者属阳，本方合四君子汤，加川芎、葛根、苍术、陈皮、青皮，用水煎服；夜间发者属阴，本方合四物汤，加青皮水煎服。

人参养胃汤治疟后调理最妙。

平胃散，加人参、茯苓、半夏、草果、藿香、生姜、乌梅。上细切，用水煎服。如痎疟寒多者，加炮附子。

泄泻十一

泄泻者，多因脾胃虚弱，为饮食所伤，及风、寒、暑、湿之气所袭而成。此病治法，须分气虚食积并寒湿火，不可一概妄治。经云：虚者补之，寒者温之，湿者利之，火者降之，食积消之，此为大法。

秘传加减平胃散

苍术　白术　白茯苓　甘草　陈皮　砂仁　猪苓　泽泻

上细切，用水二盏，加姜、枣、灯心，煎至八分，去渣食远服。

若泻如清水，脉来无力者属寒，加炮干姜、肉桂。甚不止，加制附子。若泻如痢，黄赤稠黏，或乍泻口渴，脉来无力者，属火加黄连、黄芩、炒干姜少许。若泻而腹痛，右关脉来有力者，属食积，加草果、枳实、山楂。若泻腹痛，或呕吐者，加木香磨姜汁服。若泻，小便短赤，脉沉者，属湿，加滑石、灯心。若泻，腹如雷鸣者，加煨生姜五大片。若久不止者，属脾泄，脉来无力，加人参、黄芪。若甚不止者，加升麻、炒白术、苍术。

温六丸 治泄泻并痢。

六一散一料，加干姜五钱。一方去干姜，加红曲五钱，名清六丸，治证见上。

上为末，炊饼为丸，如梧桐子大，每服五七十丸，米饮送下。

秘传灸法 治吐泻垂死者。

灸天枢、气海三穴，立已。天枢在挟脐二寸，气海在脐下一寸五分。

痢十二

痢者多是湿热，亦有食积者。初，不可便用止涩之剂，宜早据虚实，通因通用为先，以断下为后。祛外邪，分阴阳，清积滞，淡以渗泄，苦以坚之。又中间有权变，痢久不可下，当察证调之。此乃概论，痢方纷杂，治者慎按焉。

引方

感应丸 治痢初起祛逐之，此通因通用之法，见前集丸类。

秘传万病遇仙丹 治一切痢疾，并积聚癥瘕，男子、女人、小儿一切腹病，惟孕妇不宜服之。

黑丑一斤，取头末五两，半生半炒用　**莪术**生用　**茵陈**生用　**槟榔**生用　三棱醋浸煮　猪牙皂角醋浸，去皮核，另为末，各五钱。

上为细末，将皂角末水打面糊为丸，如梧桐子大，男、妇每服三钱，小儿每服一钱半，五更初用冷茶送下，痢五六次，见秽积乃除根。忌油腻、湿面、生冷之物，功效不可尽述。

大承气汤 见卷上汤类，初起用之，此仲景治痢之法。

芍药汤 行血则便脓自愈，和气则后重自除，此药是也。见前集汤类。

香连丸 治下痢脓血，赤白相杂，里急后重。见前集丸类。

六一散 治痢之圣药，功不能述。见前集散类。

参苓白术散 治噤口痢，一切痢。见内伤类。

保和丸 治食积痢，湿热痢，看所感作汤送下。见内伤类。

秘传香连丸 治大人、小儿一切痢疾。

黄连二两，以一两同吴茱萸炒，以一两同砂仁炒，凡同炒者不用。木香一钱　肉豆蔻面炮　诃子面炮，去核，各二钱

上为细末，醋糊丸，如梧桐子大，每服二十丸，空心服。若红痢，甘草汤送下，若白痢，干姜汤送下，若红白相杂，清米汤送下。

秘传和中饮 治痢不分赤白新久，服之无不效者。若发热、噤口、不食者，慎勿服。

白术　陈皮　白茯苓　白芍药各一钱　草果去皮，七分　甘草炙，三分　陈仓米二钱　砂糖三钱　乌梅一个　罂粟壳醋炙，一钱半

上细切，用水二盏，姜三片，枣一枚，煎至一盏，去渣温服。

三黄熟艾汤治热积脏腑，下痢赤色，及治伤寒四五日而大下热痢，服诸药多不止，宜服之。小儿亦宜。

黄连　黄芩　黄柏各七分半　熟艾一钱

上细切，用水一盏，乌梅二枚，用水煎服。

秘传团鱼羹

团鱼大者一个

上一味，用水煮去肠甲，加生姜七片，砂糖一小块，不用盐酱，少入米粉，作羹吃一二碗，立愈。

胃苓汤见前集汤类。

呕吐恶心十三

呕吐恶心者，宜分气虚、血虚、痰火、伤食，不可妄治。经云：食顿出者名曰吐。食时欲呕不呕，欲吐不吐，名曰恶心。食后停寒在膈者，名曰伤食。若右手脉来无力者属气虚，有力属痰火，若左手脉来无力属血虚。

秘传加味二陈汤

陈皮　半夏　茯苓　甘草　白术

上细切，用水二盏，姜三片，枣二枚，煎一盏，去渣再入姜汁服。若气虚者，加人参、黄芪。若血虚者，加当归。若痰火者，加姜汁、炒黄连、黄芩、山栀。若胃口有痰火者，加姜

汁、炒黄连、炒干姜。若挟食停寒者，加砂仁、枳实、山栀、姜汁。若恶心者，加黄连、炒干姜、生姜汁。若脾胃弱者，加砂仁、藿香。

仲景云：呕多，虽有阳明证，慎勿下。思邈云：呕家多服生姜。

吞酸十四

吞酸者，饮食入胃不化，湿热所蒸故也。法宜温药散之，若久吞酸不已，宜以寒凉药调治之。

秘传加味二陈汤

陈皮　半夏　茯苓　甘草　苍术　枳实　厚朴　黄连　黄芩　山栀

上细切，用水二盏，生姜三片，煎服。

秘传正胃丸

吴茱萸　黄连各一两

上以黄连细切，同吴茱萸，以井花水浸七日，去黄连，将吴茱萸焙干，每日清晨服四十九粒，米饮汤送下。

嘈杂嗳气十五

嘈杂者，似饥不饥，似痛不痛，主心血虚少，痰火所挠，而有懊憹不自宁之况者是也。其证或兼嗳气，或兼痞满，或兼恶心，渐至胃脘作痛，痰火之为患也。治法，消其痰，降其火，健脾行湿，是治其本也。

秘传加味四物汤_{治嘈杂，主补血。}

当归　川芎　熟地黄　白芍药　人参　茯苓　黄连　山栀仁　半夏　甘草_炙

上细切，用水二盏，生姜三片，枣一枚煎服。若嘈杂心痛，加茯神、生地黄。

秘传加味二陈汤_{治嗳气，主消痰。}

陈皮　半夏　茯苓　甘草　黄连　黄芩　山栀　桔梗_{各以姜汁炒}

上细切，用水二盏，姜三片，枣一枚煎服。

梅核气十六

梅核气者，咯之不出，咽之不下，乃厉痰也，此积热过甚使然。

秘传加味二陈汤

陈皮　半夏　茯苓　甘草　黄芩　枳壳　苏子　桔梗　厚朴　肉桂_{少许}

上细切，用水二盏，姜三片，枣一枚煎，临服姜汁磨木香服之。

水肿臌胀十七

水肿者，皆脾土有亏，不能防制肾水，以致泛溢于皮表也。其证先眼胞上下微肿，皮薄而光，手按成窟，举手即起满，小便短赤者是也。治法须先顺气行水，然后实其脾土，滋养肺肾，以制木火二邪，更却盐味，断妄想，以防助邪而保母气。丹溪有论最详，治者推而求之，则达其蹊径矣。

秘传助脾渗湿汤治水肿臌胀。

苍术　白术　人参　枳壳　枳实　黄连　山栀　厚朴　大腹皮　莱菔子炒　猪苓　泽泻

上细切，用水二盏，姜三片，灯心一握煎，再用木香磨姜汁服。

若大便燥结者，加大黄微利之。若小便不利者，加滑石。若皮厚气短，饱闷腹肿者为臌，若见脐凸，腹露青筋，手掌足背俱平者，不治。

丹溪治肿胀大法：宜补中、行湿、利小便，以人参、白术为君，苍术、陈皮、茯苓为臣，黄芩、麦门冬为使，以制肝木，少加厚朴以消腹胀，气不运加木香、木通，气下陷加升麻、柴胡提之，血虚加补血药，痰盛加利痰药，随证加减，用之无不效者。

虚损十八

虚损者，内外感损不同，甚者色欲所致，审知诸损，固非专方一剂可以兼治。今略据证设方，治加谨察用之，更当详于《难经》机要五脏治法，庶几毋错。

引方

十全大补汤治气血俱虚而挟寒者。以下五方，见前集汤类。

四君子汤治气虚。

四物汤治血虚。

八物汤治气血两虚。

补中益气汤治饮食失节，劳役所伤，暴伤元气，恶寒发热，证似伤寒者。

加味虎潜丸

人参　黄芪　白芍药_{酒炒}　黄柏_{盐酒炒}　当归_{酒洗}　山药
_{炒，各一两}　锁阳_{酥炙}　枸杞子　虎胫骨_{酥炙}　龟板_{酥炙}　破故
纸_炒　菟丝子_{盐酒浸三宿，焙干}　杜仲_{姜汁炒断丝}　五味子_{各七}
_{钱半}　牛膝_{去芦，酒洗，二两}　熟地黄_{酒浸，四两}

上为细末，炼蜜和猪脊髓丸，如梧桐子大，每服五六十丸，空心用温酒或姜盐汤送下。一法取紫河车即初胎产孩胞衣一具，长流水洗净，去筋膜蒸熟，同前药末捣和成剂为丸。

滋阴大补丸

川牛膝_{去芦}　山药_{各两半}　杜仲_{姜汁炒丝断}　巴戟_{去心}　山茱
萸_{去核}　肉苁蓉_{酒浸，去甲}　五味子_{去核}　白茯苓_{去皮}　小茴香_炒
柏子仁　远智_{去心，甘草同煮，各一两}　石菖蒲　枸杞子_{各五钱}
熟地黄_{酒浸，二两}

上为细末，红枣肉和炼蜜为丸，如梧桐子大，每服用七十丸，空心淡盐汤或温酒送下。与上虎潜丸相间服之佳，所谓补阴和阳，生血益精，润肌肤，强筋骨，性味清而不寒，温而不热，非达造化之精微者，未足以议于斯也。

秘传固本牛胆丸_{固本乌须发，功效不能尽述。传者得于京师文选}
_{司，购费珍价，宜秘藏勿轻授。}

人参_{去芦}　天门冬_{去心}　麦门冬_{去心}　生地黄_{酒洗}　熟地黄
_{酒洗}　当归_{酒洗}　莲花蕊　何首乌_{赤白相半}　槐角_{三月上已采者佳}

上各等份，勿犯铁器，为细末，用腊月黑犍牛胆一个，将前药末纳入胆内，悬于风凉阴处四十九日取出，每服二钱，空心白酒调下。若畏苦，就以牛胆汁为丸，如梧桐子大，每服五十丸，空心白酒送下，切忌房事，萝菔、辛辣之物。若欲多制，依前法广取牛胆修合待用，恐春夏制之不及也。

秘传一醉不老丹养血消痰，乌须黑发，男女皆可服之。

莲花蕊　怀庆生熟地黄　槐角子　五加皮各三两　没食子六个，三阴三阳

上将前药用木石杵舂捣碎，以生绢袋盛之，同无灰好酒十斤，入不津埕内，春冬浸一月，秋二十日，夏十日。紧封埕口，浸满日，取药渣晒干，捣为细末，又用大麦面三两炒熟，和前药末炼蜜为饼子，每饼重一钱。又取薄荷为末，同前药饼入瓷罐内，一层末，一层饼，每日饭后取十数饼，放在口内，待其自化咽下。药酒任意饮之，以醉为度，须连日服尽，久则恐味变也。酒药服尽，而须发白者黑矣。若不黑，再合二三料服之，若饼难嚼，为丸以酒吞之亦可。近见祝公叙云，但饮前药酒，亦自见效，渣滓不用可也。

一云：生天门冬，不拘多寡，用滚水泡过，去皮心，捣烂绞汁，以砂锅盛之，用文武炭火煮，勿大沸，以十斤为率，熬至三斤，却入蜜四两，熬成膏，滴水中不散，取出以瓷罐盛之，埋地中七日，去火毒，每早晚用一匙，白汤调下。若动大便，以酒调服，能去积聚风痰，补肺疗嗽咳失血，润五脏，除三虫伏尸瘟疫，轻身益气，令人不饥，延年不老。

抱朴子云：杜紫薇服天门冬，御八十妾，有子一百四十人，日行三百里。

班龙丸治真阴虚慎及老人、虚人，常服延年益寿。

鹿角胶炒成珠　鹿角霜　菟丝子酒浸，研细　柏子仁　熟地黄各半斤　白茯苓　补骨脂各四两

上为细末，酒煮米糊为丸，或以鹿角胶入好酒烊化为丸，如梧桐子大，每服五十丸，空心姜盐汤下。昔蜀中有一老人，货此药于市，自云寿三百八十岁矣。每歌曰：尾闾不禁沧海竭，

九转金丹都谩说，惟有班龙顶上珠，能补玉堂关下血。当时有学其道者，传得此方，彼老人化为白鹤飞去，不知其终。

秘传玉液还丹

枸杞子　五味子　覆盆子　菟丝子酒浸　巨胜子炒，去皮　生地黄酒洗　熟地黄酒洗　天门冬去心　麦门冬去心　人参　钟乳粉　鹿茸酥炙　甘菊花酒洗　肉苁蓉　山药炒，各等份　沉香另研为衣

上为细末，候采降雪丹即室女初行天癸为丸，如梧桐子大。沉香为衣，每服五十丸，空心三意酒下。若无降雪丹，炼蜜为丸亦可。

秘传三意酒

枸杞子　生地黄各半斤　火麻子半升蒸

上细切，用无灰好酒一大埕，以生绢盛药入不津埕内，春秋浸十日，夏浸七日，冬浸半月。

大补阴丸降阴火，补肾水最妙。

黄柏盐酒炒，褐色　知母去毛，炒，各四两　熟地黄酒洗　龟板酥炙，各六两

上为细末，炼蜜和猪脊髓为丸，如梧桐子大，每服五十丸，空心姜盐汤任下。

六味地黄丸治肾经虚损，久新憔悴，盗汗发热，五脏齐损，瘦弱，虚烦骨蒸，痿弱下血、咯血等证。见丸类。

人参膏补虚赢元气最捷。

人参不拘多少。

上一味，去芦细切，量水于银石器内慢火煎如稠饴，瓷器盛贮，每服一二匙，空心白汤调服。虚损者，于前集肾部证治图内方，按证参考，斯不重立。

劳怯十九

劳怯者，多由气体虚弱，劳伤心肾，则阴虚而生内热所致。主在痰血水火不能既济故也，亦有外感六淫之气，失于祛散，以致乘虚入里，久不与治，遂成痨瘵。又有传疰而得者，其脉多弦虚细数。治疗之法，当究其源所受，补阴降火为要。

秘传加减八珍汤

人参　白术　茯苓　甘草　当归　生地黄　白芍药　酒黄柏　酒知母　橘红　桔梗

上细切，用水二盏，煎一盏，去渣服。若咳嗽者去人参，加沙参、五味子、麦门冬，若久嗽者去人参，加杏仁、罂粟壳，若喘者去人参，加桑白皮、瓜蒌仁，若胸中满闷者加制枳实，若有痰者加贝母、半夏曲，若痰中带血者加紫菀、黄芩、山栀，若吐血咳血者加山栀、阿胶、胡黄连，若遗精者加牡蛎粉，若盗汗者加黄芪、半夏曲、浮小麦，若日晡及半夜热者加地骨皮，若骨蒸劳热者加秦艽，若寒热往来者加柴胡，若心下惊悸，去茯苓，加茯神、远志，若声嘶及咽痛生疮者，加青黛、犀角、桔梗，若渴甚者去芍药，加天花粉，若元气不足大便溏者，加升麻、炒白术。若作丸剂，加酥炙龟板，若遗精加樗根白皮，为细末，炼蜜为丸，如梧桐子大，每服五十丸，空心盐汤温酒任下。

秘传秋石丹 治劳怯并火证极效。

用童便一大缸，以新水一半，搅和候澄清，辟去清者留浊脚。又入新水同搅，候澄去清者，再入捣碎雪梨二十个，又入甘松半斤，熬水一小桶同搅，以白绵布一方，滤去渣滓，候澄清，辟去清者，留浊脚晒干，为细末，罗净。每服一小匕，烧酒送下，用瓷罐盛贮封固，勿令泄气。

劳怯者，《内经》有曰：阴虚生内热，究斯一言，便知治法之大意也。忱每见得此证者，多因咳嗽唾痰，咯血、吐血，身热，脉弦虚细数，颊赤唇红，貌黄体瘦，是皆嗜欲过淫，劳怯之所由也。呜呼！人之有生，色欲不免，夫何耽乐忘返，昏于快心，不思真元之亏耗，以至于甚哉！所感病有轻重之殊，死在姑延岁月，真病既出，虽费千金，求疗复生者几希矣。仙翁有诗云：可惜可惜真可惜，世间有宝人不识，真精喷与粉骷髅，却去街头买秋石。斯言至矣，信之念之。易曰：君子以惩忿窒欲，此之谓欤。

或曰：汝何不详具治法，而谆谆切于示戒。予曰：经云不治已病治未病之意也，予承其旨，因附言于方左以自警，并告诸同志云。

头痛二十

头痛者，非止一端，大概多由风寒所袭。故经曰：风从上受之，然亦有热，有气虚，有血虚，有胸膈停痰。厥气壅逆而痛者，须先调治痰厥。又有肾虚气厥而颠顶痛者，谓之肾虚头痛，或发时左右颈后筋紧掣痛，应于颠顶，甚不可忍。治法：用艾灸百会、囟会、风池等穴，效应尤速。或用灯心草寻刺脑后，动跳脉，按法随用。医者更宜究东垣六经头痛论，治理了然。

引方

加味调中益气汤治气血两虚头痛，其效如神。

陈皮　酒黄柏　蔓荆子各三分　升麻　柴胡各四分　人参

甘草炙　苍术　川芎各六分　黄芪一钱　细辛二分　当归五分

上细切，用水二盏煎服。一方有木香二分，无黄柏。

秘传加减川芎茶调散治头风热痛不可忍者。

片黄芩二两，酒拌炒，再拌再炒，如此三次，不可令焦　小川芎一两　白芷五钱　芽茶三钱　荆芥四钱　薄荷叶二钱半

上为细末，每服二钱，茶清或白汤调下。

彻清膏治头痛风热，耳聋，见前集饮类。

心痛二十一即胃脘痛

心痛者，虽有九种，溯其由，则皆忧郁内伤，邪气外感，结聚痰饮，停于脾胃，溢于包络所致。其有寒气郁于胃口者，有热伤死血者，有食积者，有痰饮作痛者，须各宜辨之。又有真心痛者，则手足皆青，旦发夕死，夕发旦死，不可治也。

秘传加减调中汤

苍术　厚朴　陈皮　甘草　枳实　桔梗　白茯苓　草豆蔻建宁者佳

上细切，用水二盏，姜三片，煎一盏，去渣再入木香磨姜汁服。

若寒痛者，脉必无力，加干姜、肉桂，若热痛者，脉必有力，加生姜汁炒黄连、黄芩、山栀，若食积痛者加炒砂仁、草果、山栀，若痰饮作痛者加半夏曲、瓜蒌仁，若日轻夜重者属死血，加当归尾、桃仁、红花、延胡索。

秘传加味枳术丸治清痰，食积，酒积，茶积，肉积，在胃脘当心而痛，及痞满恶心，嘈杂呕吐等证。

白术三两　枳实麸炒　苍术米泔浸二宿　猪苓去皮　麦蘖面炒

神曲炒　半夏汤泡透，各一两　泽泻去毛　赤茯苓去皮　川芎　黄连陈壁土炒，去土　白螺蛳壳煅，各七钱　草豆蔻　砂仁炒　黄芩陈壁土炒，去土　青皮去白　莱菔子炒　干生姜各五钱　陈皮去白香附子童便浸　瓜蒌仁　厚朴姜汁制，炒　槟榔各三钱　木香　甘草各二钱

若久病挟虚者，加人参、白扁豆、石莲肉各五钱。若吞酸者加吴茱萸汤泡，寒月五钱，热月二钱五分。若时常口吐清水，加炒滑石一两，牡蛎粉五钱。

上为细末，用青荷叶泡汤浸，晚粳米捣粉作糊为丸，如梧桐子大，每服用七十丸，多至一百丸，清米饮送下。

秘传灵脂遏痛汤治妇人血刺痛。

当归　赤芍药　五灵脂醋炒　香附子醋炒　木香　艾叶醋炒陈皮　半夏香油炒　枳壳　厚朴　苏梗　木通

上细切，用水二盏，姜三片，煎至一盏，去渣服。心痛者，于内伤方求之，治同，斯不重立。

腹痛二十二

腹痛者，须分寒热、食积、湿痰、死血，诊按病由调治。若绵绵痛者属寒，若忽痛忽止者属热，若便后痛少减者属食积，若小便不利而痛者属湿痰，若日轻夜重，作痛不移动者，属死血。

秘传加减调中汤

苍术　厚朴　陈皮　甘草　半夏　白茯苓　木香　砂仁枳壳

上细切，用水二盏，姜三片煎，再入木香磨姜汁调服。

中医非物质文化遗产临床经典读本

若寒痛者，加干姜、肉桂，甚不已加制附子；若热痛者，加生姜汁炒黄连、黄芩，去木香；若食积痛者，去枳壳，加枳实、草果、大黄下之；若痛甚不已者，加柴胡、大黄微利之，此痛随利减之法。若湿痰痛者，倍加苍术、半夏、砂仁；若死血痛者，去苍术、半夏、砂仁；加当归、桃仁、红花，重者再加大黄。若小腹痛者加青皮，凡诸腹痛，勿用参、芪、术，盖补其气。气旺不通而痛愈甚，凡诸腹痛甚者，脉必沉伏，凡诸腹痛面上忽见红斑点者，多死。

腹痛者，如以上法治而未愈，更于内伤方求之，治同，或合消，或合下。

腰痛二十三

腰痛者，男子多因肾虚，女人多因瘀血，盖由肾经虚损，而外为四气所袭，内为七情郁结而成。又有坠堕闪肭，气血凝滞而痛者，其脉多沉弦。治法云：虚者补之，风者散之，寒者温之，挫闪者行之，瘀血者逐之，湿痰流注者消导之，宜各类推而治之，不可执一论也。

引方

独活寄生汤治因肾虚，坐卧冷湿当风所得。

独活一钱　桑寄生　杜仲炒　细辛　牛膝　秦艽　茯苓　白芍药　桂心　川芎　防风　炙甘草　人参　熟地黄　当归各五分

上细切，用水二盏，煎至一盏，去渣，空心温服。

青娥丸治肾虚腰痛，常服壮筋补虚。方见前集丸类。

牛膝丸治腰胯痛。方见前集丸类。

摩腰丹治寒热腰痛，并老人、虚人腰痛。

附子尖 乌头尖 南星各二钱半 朱砂 干姜各一钱 雄黄 樟脑 丁香各一钱半 麝香当门子五粒 或加吴茱萸、桂皮

上为细末，炼蜜为丸，如龙眼大。每用一丸，生姜汁化开，如厚粥样，烘热置掌中，摩腰上，令尽粘着肉，烘绵衣缚定，腰热如火，间三日用一丸妙。

腰痛者，若因房劳辛苦而痛者，用四物汤加黄柏、知母、五味子、杜仲之类，吞补肾丸，或大补阴丸。若因风寒湿流注经络而作痛者，用二陈汤加麻黄、苍术、川芎、白芷、防风、羌活、独活之类。若因挫闪跌仆，致死血流于本经而作痛者，用四物汤加桃仁、红花、苏木之类。脉实人壮盛者，用大承气汤加桂下之。若因醉饱入房太甚，而醉食之积，乘虚流入本经，致腰痛难以俯仰，用四物汤合二陈汤加麦芽、神曲、杜仲、黄柏、官桂、砂仁、葛花、桔梗之类。

灸法：取肾腧二穴灸之尤捷。肾腧穴，在脊中对脐各开寸半是穴。

气证二十四

气证者，起于七情触发怒气，伤于肝经，凡气有余即成火。虽气无补法，实者固不宜补，虚者或少补之，不为常例。

秘传木香化气汤气实者用之。

苍术 厚朴 枳壳 大腹皮 陈皮 青皮 木香 香附子 砂仁 紫苏子 黄芩

上细切，用水二盏，姜三片，煎一盏，去渣服。若胁痛者加柴胡、青皮，若小腹痛者加青皮。

秘传补中参术汤 气虚者用之。

人参　白术　白茯苓　甘草　当归　苍术　厚朴　陈皮
枳壳少许

上细切，用水二盏，姜三片，枣二枚，煎一盏，去渣服。
若妇人加香附、木香磨水调服。

疝气二十五

疝气者，《内经》曰：肝脉大急沉，皆为疝。又曰：三阳急
为瘕，三阴急为疝。《难经》曰：任脉之为病，其内苦结，男子
为七疝。夫所谓七疝者，寒水筋血气狐癞，七者是也。医者宜
分别七证而治之。

秘传马蔺花丸治七疝癞气，及妇人阴癞坠下，小儿偏坠等证，无
有不效者。

马蔺花醋炒　川楝子　橘核　海藻　海带　昆布三味俱盐、
酒洗　桃仁去皮尖，各一两　厚朴姜制　木通　枳实麸炒　延胡索
肉桂　木香　槟榔各半两

脉沉细，手足逆冷者加川乌头一个。炮半两

上为细末，酒糊为丸，如梧桐子大，每服五七十丸，或酒
或姜盐汤，任意送下。

凡治七疝，须先灸大敦穴。一名大顺，在足大拇指离指甲如韭
叶大，灸三壮，乃足厥阴井也。

痛风二十六

痛风者，肥人多因风湿，瘦人多因血虚，大率痰热所作。

今列数方于左，当察受病之原，选而用之。

秘传飞步丸_{治诸风湿瘫痪痛风等证，服此药须忌热物。}

苍术_{八两} 草乌_{不去皮尖，四两} 川芎 白芷_{各二两} 葱白_{连须} 生姜_{各四两}

上细切，作一处入罐内封固，罐口倒覆阴土地上，在春停五日，夏三日，秋七日，冬十日。取出前剂，晒干为细末，醋糊丸，如梧桐子大。每服十五丸，空心茶酒任下，宜避风，孕妇勿服。

秘传乌药顺气散_{此方得于河南王府购费重价。}

乌药 川芎 防风 桔梗 枳壳_{去穰，麸炒} 白芷 羌活 僵蚕_{汤洗净，姜汁炒} 当归_{酒洗} 熟地黄_{酒洗} 木瓜 白芍药 槟榔 南木香 秦艽_{各一两} 川独活 甘草_{各五钱}

上细切，以生绢袋盛药，同无灰好酒二十五斤，入不津埕内。春冬浸一月，秋二十日，夏十日，紧封埕口。浸满日，取酒，将吞捉虎丹随量饮之，如饮过一半，再添酒，连绢袋煮热饮之。须忌食猪肉，若妊娠妇不宜服捉虎丹。

秘传捉虎丹_{治风寒暑湿脚气，无问远年近日，一切走注痛风，及中风左瘫上痪，筋脉拘急，麻痹不仁，手足不能屈伸，日夜作痛，叫呼不已。}

麝香_{二钱半} 京墨_{烧烟尽，一钱半} 乳香 没药_{各七钱半} 草乌_{去皮脐} 五灵脂 地龙_{去土} 木鳖子_{去壳油} 白胶香_{各一两半} 当归_{七钱半}

上各为细末，再罗过，和匀用糯米糊为丸，如芡实大，临发时，空心用前药酒送下一丸或三丸。赶到脚面上，赤肿不散，再服一丸，赶至脚心，出黑汗乃除根。凡服察病患上下饥饱服，俱用前药酒送下，自然汗出定痛为验。若中风不省人事、牙关紧闭、偏枯等证，研二丸，酒调下，一省为验。

秘传加味二妙丸 治两足湿痹疼痛，或如火燎，从足跗热起，渐至腰胯，故麻痹痿软，皆是湿为病。

苍术米泔浸，四两　黄柏二两，酒浸　川牛膝去芦　当归尾酒洗　川萆薢　汉防己　龟板酥炙，各一两　虎骨一两，酥炙

上为细末，酒煮面糊为丸，梧桐子大，每服百丸，空心姜汤下。

秘传愈风丹 治一切风疾，偏正头风，半身不遂，常服调理，并治诸恶疮毒、赤白痢疾、痛风等证。

防风去芦　连翘　麻黄去节　黄连酒炒　黄柏酒炒，各五钱　川芎　川归酒洗　赤芍药酒浸　薄荷叶　石膏　桔梗　何首乌　熟地黄酒洗　羌活　细辛此味辛，宜减半　甘菊花　天麻各一两　黄芩一两半　白术　荆芥穗各二钱半　山栀仁七钱半　滑石五两，另研　甘草炙，二两　僵蚕炒，半两

热甚加大黄、朴硝各一两。

上为细末，炼蜜为丸，如弹子大。以朱砂金箔为衣，每服一丸，细嚼，用茶清或酒送下。

秘传风藤造酒方

真风藤　金银花各七钱　当归　芍药男用白，女用赤　防风　白芷　何首乌　羌活　独活各半两

上为细末，用糯米一斗，蒸熟，将前药末并曲拌匀，如常酿酒法，酒或入瓶内煮熟，泥固瓶口，顿七日取用。每日分早午晚饮一盏，随量多寡为则，察病患饥饱服。

当归拈痛汤 见前集汤类。

阿魏万灵膏 见疮疡类。

目病二十七

目病者，虽有七十二证之殊，然皆不过风热、忧郁之所为，四气、七情之所致也。治宜清热养血为当。

秘传当归地黄汤

当归　生地黄　川芎　赤芍药　甘菊花　龙胆草　防风　黄连　知母　柴胡　陈皮　甘草

上细切，用水二盏，芽茶一撮，灯心三茎，煎去渣食后服。

秘传明目补下丸此方得于京师，购费珍价。

人参三钱半　川楝子酒煮去核　远志去心，各一两半　川巴戟去心　菟丝子酒浸　麦门冬各一两　白术　白茯苓去皮　赤芍药酒浸　青盐　破故纸炒　小茴香　胡芦巴　肉苁蓉酒浸　黄芪　甘草炙　枸杞子　砂仁炒　黄柏盐酒炒　知母去毛皮，盐酒炒　山药炒　熟地黄酒洗　五味子　莲肉去心，各五钱　车前子二钱半

上为细末，酒煮糯米糊为丸，如梧桐子大，每服八九十丸，空心，用盐汤送下。

秘传开明银海丹治一切风热上壅，两目赤肿涩痛，风弦烂眼，及内外翳障等证。

白炉甘石一两，以炭火煅三炷香候，先以黄连半两煎浓汁，滤去渣，淬七次，细研　辰砂一钱　硼砂二钱　轻粉五分　片脑三分，多至五分　麝香一分

若赤眼肿痛加乳香、没药各五分，若内外翳障加珍珠五分，鸭嘴、胆矾、熊胆各二分，若烂弦风眼加铜青、飞丹各五分。或以诸药总合为一，治诸般眼疾。

上各研为极细末，一处和匀，再研一二日无声，银瓶盛贮，蜜蜡封口，勿令泄气，点眼极妙，因调西江月以诵扬之：

体具全恁银海，百年惟喜光明。苟因失慎致盲昏，或是风疼翳钉。传得真方秘诀，岂同售药虚名。略将簪杪点眸睛，立效浑如响应。

秘传点眼光明丹

黄连半斤，煎汁滤净　炉甘石一斤，用紫罐盛，煅三炷香，入黄连汁内，七浸七暴，随时听用　炉甘石制过一两　麝香　硼砂各一分　片脑二分　枯白矾半分

若风眼加五倍子火煅存性一分。

上研为极细末，用簪杪沾水蘸药，点眼内。

咽喉二十八

咽喉者，虽有喉痹、喉痛、喉风、单蛾、双蛾、重舌、木舌之不同，然皆风热所生也，亦皆相火之所冲逆耳。经曰：一水不胜二火。火者痰之本，痰者火之标，火性急速，故病发暴悍，而喉热证作矣。间有腑寒喉缩伏如物梗，痛痒多涎者，亦有七情郁结，咽中有物如梅核，吞吐不得者，须各究其源治之。

秘传清咽散治咽痛并口舌生疮。

荆芥　薄荷　防风　桔梗　山栀　玄参　大力子　生甘草　片芩　连翘

若热甚，加僵蚕、犀角。

上细切，用水二盏，煎一盏，去渣服。

凉膈散治咽痛，退六经热极妙，方见前集散类。

秘传梨汁饮治喉痹及喉中热痛，口舌生疮等证极妙。

用好消梨杵汁频频饮之，若患者能自嚼咽下亦可，多食妙，大解热毒。惟金疮、产妇及诸脱血证勿食，其余一应痈疽发背等证多食极妙。

秘传洞关散 治喉痛等证。

珍珠五分　牛黄　片脑　麝香各三分　朱砂一钱

上研为细末，用少许吹入喉中立已。

四七汤加桔梗、枳实 治七情所致咽痛者，方见前集汤类。

秘传加味二陈汤 治七情郁结咽中，如梅核吞吐不得者。方见梅核气类。

凡治诸骨鲠喉，宜研萱草根，顺流水吞下。若鱼骨鲠喉者，宜食橄榄即下。或用其核为末，顺流水下。若兽骨鲠喉者，磨象牙水咽下。

秘传蒲黄散 治舌肿大塞口，不通饮食者。

用蒲黄一味真者罗净，频刷舌上，其肿自退。若能咽药，即以黄连一味煎浓汁，细细呷之，以泻心经之火则愈。

齿病二十九

齿病者，肾之标，系于手足阳明，乃胃与大肠之脉贯络也。有肾元虚者，治宜滋阴补肾；有胃中有火者，治宜安胃泻火；有风痰上攻者，治宜祛风导痰；有虫蚀者，治宜擦牙诛虫。故其疼不一，治者须究其源以疗之。

秘传宁口散 治牙疼牙疳，口舌生疮，咽喉肿痛等证。

青黛二钱　硼砂一钱　孩儿茶　薄荷叶各五分　片脑二分

上为细末，以笔尖醮药点患处，咽疼用芦管吹入。一方加蒲黄、朴硝、生甘草各等份，片脑少许，治口内诸病。

秘传愈刚散治风虫牙疼。

白芷　光乌　威灵仙　真川椒

上为细末，擦疼处立已，须先用防风、荆芥、芫花、苍耳子、白蒺藜、真川椒、小麦各等份，水二盏煎，去渣含漱疼处，再擦尤捷。

秘传加味凉膈散治胃有实热齿疼者。方见前集散类。

本方用大黄酒蒸为君，加知母、石膏、升麻为佐，水煎徐服。

秘传神应散治牙疳神效。

虾蟆一只小者背绿眼光者是　明矾二钱　小红枣二枚，去核

上共捣成膏作一丸，火煅存性，为细末，笔尖蘸药点患处。

秘传乌须万应散擦牙自坚，须自黑，其他亦自得也。

没食子四钱　破故纸　细辛　熟地黄酒洗各一两半　青盐
地骨皮二两

上为末，每用一钱，空心擦牙咽下。

血证三十

血证者，脉多芤而微细者可治，芤而滑大者难治。其证大概有二，有血热郁血溢，有气郁血溢，然见血，又有上、中、下三部之分。衄唾呕吐为上部，皆火载血上错经妄行，血结胸中为中部，膀胱蓄血及溺血为下部。其间不出风热壅遏，忧思郁结而然。是以从肺而上溢于鼻者，曰衄血，从胃而上溢于口者，曰呕血。

夫所谓咯血、唾血者，出于肾也。咳血、嗽血者，出于肺也。又有痰带血丝出者，或从肾或从肺来也。其血出于小便者，

曰溺血，曰血淋。出于大便者，曰肠风痔血，治法当求其本。

秘传加减八味汤治衄唾呕吐血。

当归　生地黄　赤芍药　阿胶珠　牡丹皮　黄连　黄芩
山栀　人参　甘草　犀角　京墨

上细切，用水二盏，茅根一握捣烂，枣二枚煎，去渣，磨京墨、犀角调服。若痰中带血者加知母，若血疙瘩者加红花、桃仁炒、干姜，若凡人暴吐紫血一二碗，无事，吐出为佳，与前药治之，若后见脉大身热，必难治矣。

秘传加减芩连四物汤治大小便血。

黄芩　黄连　当归　生地黄　白芍药　山栀　陈皮　白术
人参　甘草

上细切，用水二盏，生姜三片，枣一枚，煎一盏，去渣温服。若溺血者加黄柏、知母、滑石，若下血及肠风脏毒者，加黄柏、子芩、槐角、阿胶、防风、荆芥。

秘传发灰丸治溺血。

头发不拘多少，烧存性，用壮年无病者佳。

上为细末，别用新采侧柏叶捣汁，调糯米粉，打糊为丸，如梧桐子大。每服五十丸，空心白汤下，或煎四物汤送下。

秘传竹叶灰丸治下血。

董竹叶不拘多少，烧存性

上为细末，用米糊丸，如梧桐子大。每服七八十丸，空心米饮送下。一方以鹅卵壳为末，米饮下一匙。一方以干柿饼烧存性为末，用清米饮汤调下二三钱，立已。

灸法：治下血无度。灸脊中对脐一穴，永不再发。

秘传治肠风下血丸

干柿饼烧存性　酒瓶箬包酒过二三年者，烧存性　乌梅肉烧存

性，各二两净　百药煎一两，如无以五倍子炙焦黄代之　槐花炒焦黑
枳壳麸炒黄　槟榔各半两

上为细末，醋糊丸，如梧桐子大。每服七八十丸，醋汤下。

汗证三十一

汗证者，有二本之殊。其自汗者，无时而溅溅然出，动则
为甚，属阳虚，胃气之所司也，治宜补阳调卫为当。其盗汗者，
寐中而通身如浴，觉来方知，属阴虚，荣血之所主也，治宜补
阴降火为要。医者宜详辨而推治之。

秘传加味四君子汤治自汗者。

人参　白术　茯苓　甘草　川归　生地黄　黄柏　黄连
黄芪　桂枝少许　大枣一枚

上细切，用水二盏，浮小麦一撮，煎一盏，去渣服。

秘传加味四物汤治盗汗。

当归　川芎　熟地黄　生地黄　白芍药　人参　白术　黄
芪　黄柏　知母

上细切，用水二盏，枣一枚。浮小麦一撮，煎服。

心跳惊悸三十二

心跳者属血少，如鱼无水也，治宜补血。心惊者，心下悸
动，有水饮，如人将捉捕也。

秘传加味四物汤治心跳。

当归　川芎　熟地黄　白芍药　人参　甘草　远志　茯神
山栀

上细切，用水二盏，煎一盏，去渣服。

秘传加味四物汤治心惊。

当归　川芎　熟地黄　白芍药　人参　甘草　白术　猪苓泽泻

上细切，用水二盏，煎一盏，去渣服。

秘传金箔镇心丸治忧愁思虑伤心。令人惕然心跳动惊悸不安等证。

川归身酒洗　生地黄酒洗　远志去心　茯神各五钱　石菖蒲九节者　黄连各二钱半　牛黄一钱，另研　辰砂二钱，另研　金箔十五片

上以前六味研细，入牛黄、辰砂二味，末子猪心血丸，如黍米大，金箔为衣，每服五十丸，煎猪心汤送下。

消渴三十三

消渴者，多因快欲恣情，服食丹石，耽酗醇酒，甘嗜炙煿，遂使相火燔炽，真水耗竭而成。是故患者心脉多浮，肾脉多弱，治法当以泻火、润燥，清心滋肾为先，须分上、中、下三焦为治。若热在上焦，舌赤唇红，烦躁引饮；若热蓄中焦，消谷易饥，引饮倍常，大便硬，小便数；若热伏下焦，阴强失精，精竭引水，小便如膏是也。

秘传黄连地黄汤

黄连　生地黄　天花粉　五味子　川归　人参　干葛　白茯苓　麦门冬　甘草

上细切，加生姜一片，枣二枚，竹叶十片，用水二盏，煎去渣温服。

若上焦渴者加桔梗、山栀，若中焦渴者加黄芩，若头眩渴

不止者加石膏，若下焦渴者加黄柏、知母，若作丸剂，加薄荷炼蜜为丸，如弹子大，嚼化咽下。

便浊遗精三十四

便浊遗精者，皆由思虑过伤，色欲不节，心肾虚劳，水火不交之所致。治法，当以清心肾为先，补阴降火为要，其因梦与鬼交而泄，谓之梦遗，若不因梦交，或随溲溺而出，谓之精滑。

秘传补阴汤治便浊遗精并女人白带。

黄柏　知母　当归　熟地黄　人参　白术　白芍药　山栀仁　黄芪　莲肉　陈皮　白茯苓

上细切，用水二盏，姜一片，枣二枚，煎一盏，去渣服。若作丸剂，加樗根白皮为细末，炼蜜为丸，如梧桐子大。每服五七十丸，空心，淡盐汤送下。

淋闭三十五

淋者其名有五，本属于热。经云：清阳出上窍，浊阴出下窍，故清阳不升，则浊阴不降，而成淋闭之患矣。先儒以滴水器上下窍譬之甚当。盖淋者欲通不通、不通忽通者，是宜除其热，泄其闭塞，清肃肺金，以滋膀胱肾水之下元，此治淋之正法也。

秘传通塞散治小便淋闭，茎中作痛。

石韦去毛　滑石　瞿麦　萹蓄　冬葵子　木通　王不留行　地肤草各等份

上为细末，每服三钱，白汤调下。

清心莲子饮 治上盛下虚，烦渴，小便赤涩成淋。

黄芪　石莲肉　白茯苓　人参　黄芩　炙甘草　地骨皮
麦门冬　车前子

上细切，用水二盏，煎一盏，去渣服。若发热，加柴胡、
薄荷。

导赤散 治小便淋闭，赤涩。

六一散 治小便淋闭，赤涩不通。

五淋散 治小便热痛如沃汤，并见前集散类。

秘传木通汤 治孕妇转胞并男子小便不通。

冬葵子半两　山栀仁半两，炒研　木通三钱　滑石半两，研

上细切作一服，用水一盏半，煎八分温服。外以冬葵子、滑
石、栀子为末，田螺肉和捣成膏，或用生葱汁调贴脐中，立通。

秘传治血淋方

侧柏叶　藕节　车前草各等份

上以三味同捣，取自然汁调六一散三钱，服之。

秘传发灰丸 治溺血，方见血证类。

秘结三十六

秘结者，或因房劳过度，饮食失节，恣饮酒浆，过食辛热，
其间种种不同，固难一类而推。慎勿以巴豆、牵牛等峻剂攻下，
虽暂通快，必致再结愈甚。治者须知西北人以开结为主，东南
人以润燥为要，姑撮其略，以俟详究。

加减润肠丸

木香导滞丸

备急大黄丸见内伤类。

蜜导法

用蜜一合，微火炼，不住手搅，勿令焦，滴水成珠为度。下皂角末，再搅，捻作锐子，如小指大，纳入谷道即通。

吹油法

用香油令侍婢口含，以小竹筒一个，套入肛门，以油吹入肛内，须臾即通。一方以牙皂荚为末，投炭火上，置桶中，令患者坐熏，入肛内即通。

黄疸三十七

黄疸者，皆因湿热郁积于脾胃之中，其症有五。丹溪云：不必分五。同是湿热，湿在上宜发汗，湿在下宜利小便，或二法并用，使上下分清其湿，学者详之。

引方

茵陈四苓散治诸疸。

茵陈　茯苓　泽泻　猪苓　白术各等份

上细切，用水二盏，灯心一团，煎一盏，去渣，不拘时服。

秘传褪金丸治黄肿绝妙之剂，须煎胃苓汤送下。

苍术米泔浸　白术各二两半　甘草炙，半两　厚朴姜汁炒，一两陈皮去白　神曲炒黄色　麦糵面炒，各一两半　针砂醋炒红色　香附童便浸，各六两

若有块，加三棱醋煮，莪术醋煮，各一两半。

上为细末，用面糊为丸，如梧桐子大，每服五六十丸，姜盐汤下。忌鱼腥、湿面、生冷水果等物。

秘传茵陈散治黄疸通用。

大田螺一个连壳　山栀子七个，研　韭菜根七个　茵陈真者一大撮

上共捣烂，以滚白酒大盏投之，搅匀，去渣顿服，其黄立退。

秘传灸法　取至阳穴，灸之妙。至阳穴在脊中第七椎节下。

痔漏三十八

痔漏者，皆肠胃蕴热而成。丹溪云：专以凉血为主，其理治本固当。常见人服凉血内剂，未获全效，切不宜用腐肉药取痔，多致殒命。今得试验一法，具列于后。

秘传隔矾灸法治痔漏神效。此方购费珍价。

皂矾一斤，用瓦一片，两头用泥作一坝，再用香油刷，瓦上焙干。再着皂矾置瓦上，煅枯，去砂为末　穿山甲一钱入紫罐内，煅存性，取出为末　木鳖子如前法去壳，火煅二钱半，净为末　乳香　没药各钱半，为末，临灸时加入

上件共和匀一处，以冷水调，量疮大小，作饼子贴疮上，用艾炷灸三四壮，灸毕，用熏洗药，先熏后洗。日六度，三五日如前法灸妙，以瘥为节。

秘传熏洗方前法灸毕，以此方熏洗。此方购费珍价。

皂矾制法如前，为末，约手规二把　知母四两，焙干为末，取一两净　贝母四两，为末，取一两净　葱七茎

上件先将葱用水煎三四沸，倾入瓶内，再入前药，令患者坐于瓶口熏之。待水温，倾一半洗疮处，留一半，俟再灸复热熏洗，以瘥为度。

秘传涤风散治痔漏及一切风证。此方购费珍价。

川乌　草乌并火炮，去皮尖　苍术米泔浸，各四两　人参　白
茯苓各三钱　两头尖二钱　僵蚕七钱，用纸隔炒　甘草炙，三两
白花蛇酒浸三日，弃酒火炙，去皮骨　石斛酒浸，各一两　川芎　白
芷　细辛　当归酒洗　防风　麻黄　荆芥　全蝎瓦上焙干　何首
乌米泔浸，忌铁　天麻　藁本各五钱

上为细末，每服三分或五分，临卧酒调服下，辄服同前。
若不用酒者，茶清调服，忌多饮酒，并一切热物。

秘传熏洗方　治痔漏神效。

黄连　黄柏　苍术　荆芥　枳壳　防风　苦参　玄明粉各
等份

上细切，加过冬藤一握，水四五碗煎，置桶中，先熏后洗。

疮疡三十九

疮疡者，有在表在里之不同。在表者，其脉浮洪，焮肿在
外，治法当先内托，使邪毒外散，如千金托里散、败毒散之类
是也。在里者其脉沉实，发热烦躁，当先内疏，如瓜蒌散、连
翘散、内疏黄连汤之类是也。若外无焮恶之气，内已脏腑宣通，
此为内外之中，当和其荣卫，如十宣散、复煎散之类是也。

秘传一捷法，治发背、痈疽、疔肿、瘰疬、便毒等疮。初
起十日内，焮赤肿痛宜发散，先服羌活保生汤，外用围药解和
散，次服一味妙济饮，或荣卫返魂汤。如虚弱人，宜复煎散，
当自消退。如日久将脓者，服妙剂饮不消，服真人活命汤入败
毒散和服，追脓从大便出。如脓已成将溃者，用三棱针刺破，
入拔毒药线，次日脓满放出，再换内入，脓尽洗去围药，用千
捶膏贴护风拔毒收口。如脓已溃，日久臭腐，未肯收敛者，用

除旧布新之法。俗人用刀割去腐肉，伤人只用拔毒丹末药津调敷疮口，外用乌金纸粘封，自然腐化矣。须先用川椒汤或浓茶洗净，然后敷药，外用围药涂之，再洗如前围敷。待脓尽腐去，方用生肌散外掺，内服十全大补汤。

秘传羌活保生汤

羌活　独活　防风　荆芥　连翘　黄连　白芷　柴胡　木通　陈皮　桔梗　甘草

上细切，用水酒各一盏，煎至一盏，去渣，察病上下服。

秘传真人活命汤

当归尾二钱　川山甲炒　金银花　皂角刺　陈皮各二钱半　防风　贝母　白芷各一钱半　甘草　乳香各五分，另研　没药一钱，另研

上细切，用水酒各一盏，煎去渣，入乳香、没药和服，得微汗良。

秘传败毒散

川山甲火煅存性或炒，一两　白芷五钱，半生半炒　川大黄五钱，半生半煅

一方有败龟板酒炙，一两。

上为细末，每服三钱，酒下，重者煎真人活命汤调下。觉腹中作疼，则脓毒从大便出矣。

秘传妙济饮治便毒小疮疖，只服此一味，将渣罨疮上，其肿即消。

一枝箭水洗去土用，出贵州，考本草不载

上用生白酒煎服，得微汗为佳。

秘传围药解和散如肿毒初起，围敷即消。

芙蓉叶　野菊根　蒲黄　黄连　黄芩　黄柏　连翘　白及　白蔹　白芷　乳香　没药　雄黄　孩儿茶　甘草　蛇含石煅，

醋淬　赤石脂　大黄　磁石煅，醋淬

上为末，用鸡子清调敷其疮四围肿处，如干，以鸡子清常润。如肿毒重大，加荜茇、水槿叶。

秘传拔毒丹

白矾三钱　雄黄　硼砂　辰砂各三分　雌黄　血竭　硇砂各五分　牛黄　乳香　没药各二分　砒霜一分　斑蝥三个，去翅足　巴豆三粒，去油

上件除白矾各为细末，先将白矾用铁铫熔化后，将前药末掺矾上，候烟尽取起，置土地上出火毒。再研极细末，入麝香半分、蟾酥一分、轻粉半分，再共研和匀，用竹筒收贮。每用旋取少许，以糯米饭捣成药线，如粗布针大，焙干。如脓已成者，无眼用三棱针刺破，将药线徐徐纳入，深至痛止，外用乌金纸剪如钱大，津粘毒上，封住，其脓自化。如已溃烂，臭腐眼大者，只以末药津调，敷疮内外，亦用乌金纸粘封。每用此法，须用围药护卫好肉。

秘传千捶膏

草薢子去壳，一两　松香嫩者，五钱　乳香一钱

上用铁捶，于石上捣千下成膏，敷毒上，外用纸盖之。如小疖毒，只消此贴，初起即散，有脓即出不疼。

秘传生肌散

孩儿茶　赤石脂　黄连　黄柏　松香

上研为细末，先将疮口洗净，干掺疮上。

秘传返魂汤此药顺气调血，扶植胃本。

何首乌勿犯铁　川归　木通　赤芍药炒　白芷不见火　茴香炒　乌药炒　甘草　枳壳麸炒，如恶心姜汁炒

上细切，各等份，每服四钱，用水酒各一盏煎，去渣服。

如血气盛者减当归，如毒在上及老人、虚弱人，减木通，如流注加独活，如生痰有二证，胃寒生痰加半夏，热郁成风痰加桔梗，如有泻者不用此方，宜用蜡矾丸用米饮下三十丸，泻止再用此方。

神仙蜡矾丸治一切痈毒肠痈，内托之剂，神妙。

黄蜡七钱　白矾一两，研细

上将黄蜡熔化，和矾为丸，如梧桐子大，每服二十丸，渐加至三十丸，食远用白汤送下。

千金托里散治背疽并诸恶疮，如三日以内未针灸及利大便者，则可消矣。

羌活一钱半　防风身酒洗　防风梢各五分　藁本一钱半　川归身酒洗，三钱　川归梢五分　连翘　酒黄芩各三钱　生黄芩　人参　炙甘草各一钱半　生甘草　陈皮　苏木　五味子　酒黄柏　酒防己各五分　桔梗　山栀　酒生芐　酒黄连各一钱　酒大黄三钱　木猪苓一钱半　麦门冬二钱

上细切，分作二服，每服用水三大盏，浸半日，煎至一盏，稍热服。后一服如前，并渣再煎服，忌冷水。此方如觉有病，即便忙服，无不效者。若疮势已发，三四日或成脓者，则不消矣。

托里散治一切恶疮、发背、疔疮、便毒，始发脉洪数弦实，肿甚将作脓者，三服消尽。

大黄　牡蛎　天花粉　皂角刺　朴硝便不秘者减去　连翘各六分　金银花　当归各二钱　赤芍药　黄芩各四分

上细切，作一服，水酒各一盏，煎至一盏四分服。

内托复煎散托里健胃。

地骨皮　黄芩　茯苓　芍药　人参　黄芪　白术　桂心

甘草　防己　当归各半两　防风一两　苍术半斤

上细切，先以苍术用水五升，煎至三升，去术入前十二味再煎，至三四盏，取清汁作三四次，终日饮之。又煎苍术渣如前法，入诸药渣，再煎服。

托里十补散治疮肿托里，未成者速散，已成者速溃。其脉缓涩，或弦紧细者，身倦恶寒者，宜用之。

人参　当归　黄芪各二钱　厚朴　川芎　桔梗　防风　桂心　白芷　甘草各一钱

上细切，作一服，用水二盏，煎至一盏，去渣食远服。

秘传平毒散治痈肿初起。

取新掘天门冬三五两，洗净，入砂盆内捣细，以好酒投之。去渣顿服，未效再投，一二服必愈。

防风通圣散治疮疡通用。见前集散类。

十全大补汤治疮疡已溃，气血两虚者。

败毒散并见前集。

秘传阿魏万灵膏治发背、瘰疬、疔肿，一切恶疮、瘫痪、痛风、脚气等证。

防风　荆芥　白芷　当归　黄连　黄柏　连翘　蛇蜕　蜂房　白蔹　苍耳草　接骨草　羌活　山栀　大风子　金银花　甘草　细辛　紫河车　何首乌　黑丑　桔梗　牡丹皮　车前子　苦参　白及　蓖麻子　大黄各二两　川山甲四十片　江子肉八钱　望见消二钱　木鳖子四十个　虾蟆一只　柴胡　全蝎　半夏　升麻　南星　玄参　天花粉　川乌　牛膝　黄芪　两头尖　独活　斑蝥　地榆　五灵脂　槐角　苍术　藁本　赤茯苓　桃仁　三棱　莪术　小茴香　青木香　嫩松节各一两　威灵仙　天麻　藕节　薄荷　贝母　丹参　生地黄　乌药各一两半　血余三钱

后入 八角风 叶下红各四两 槐枝 柳枝各六两 黄丹八两水飞过，炒紫色

上细切，用水八碗，浸一日，煎稍干，下真麻油十六斤，同煎至川山甲等药如炭黑，去渣。入血余煎无形影，滴水中不散，再入黄丹，徐徐顺搅，煎至滴水成珠，再入后项药。

蜈蚣二条 乌蛇肉四两，去骨 川乌 草乌 附子 白附子各一两 五加皮 紫荆皮各二两

上共为细末，入膏内，频频顺搅匀，退火入后项药。

沉香 雄黄各两半 南木香 血竭 轻粉 赤石脂 龙骨各二两 乳香 没药各四两 麝香五钱 阿魏一两用水另烊化，再入膏药内

上为细末，入膏内，顺搅匀，出火毒，磁器收贮。每用油纸摊贴，须留顶以出其毒。

疗肿方法

灸法：以大蒜捣烂成膏，涂肿四围，留露肿顶，以艾炷灸之，以爆为度，如不爆，稍难愈，宜多灸百余壮，无不愈者。

秘传妙方治食灾牛马肉，成疗肿欲死者。

以柏油木药捣烂，绞取真汁一二碗，顿服，得大泻毒气乃愈。如冬月无叶，取嫩根研水服之一二次，以利为度。

杨梅疮方法

杨梅疮，或名绵花疮，盖因疮之形相似耳。先年惟南广有此，近年以来，处处颇多，世俗多用疠风药治之，甚得理也。每见庸医求取速效，辄以轻粉、丹、麝等药大剂投之，然其所感有浅深，资禀有壮怯。其壮受毒气之浅者，幸得平愈；其怯弱之人，因而变生坏证；又有不知禁戒者，变成疠风；亦有用

轻粉太多，兼以麝香透入骨节，遂成疮块，经年痛痹，脓烂可畏，然非轻粉不能取效，但不可多，量人虚实用之。

秘传加味醉仙散

胡麻子　牛蒡子　蔓荆子　枸杞子四味，各炒紫色　白蒺藜　苦参　栝楼根　防风　当归　川芎　芍药　羌活　何首乌　白芷　僵蚕炒　荆芥　连翘　黄芩　山栀　皂角刺　玄参　甘草　芙蓉叶　威灵仙各一两

上为细末，用米糊丸，如梧桐子大，每服七十丸，茶清送下。如有实热疮盛者，加轻粉二钱。如作煎剂亦可。如过服轻粉，成风痹疙瘩者，用山黄牛一味煎汤频服。

秘传遗粮汤治杨梅疮风漏筋骨疼痛。

山黄牛三两二钱　五加皮　白鲜皮　防风　木瓜　荆芥穗　白芷　当归酒洗，各一钱半　白芍药炒　生地黄酒洗　地骨皮　川牛膝酒洗　黄连　甘草　槐花炒　川芎　威灵仙　寻风藤　白茯苓各一钱　杜仲二钱，姜汁炒断丝　皂角子三粒，捣碎　白丑三粒，捣碎

上细切，作一服，用水一盅半，酒半盅，煎至一盅。察病患上下饥饱服，渣滓再煎服，一日一剂。服至三五剂，其疮愈肿，勿惧畏，然托出毒气故也。若轻者服十剂而瘥，重者服二十剂全愈。每剂服过，渣滓日干煎水，常时浴洗患处。切忌房事、生冷茶清、煎炒母鸡、鹅、羊、猪首、蹄、肉、鱼、虾动风之物，无不效者。

秘传除厉散治杨梅疮传药。

陈老鳖甲火煅，一钱　轻粉二钱　杏仁三十个，去皮尖

上为细末，用猪胆调敷，神效。一方用轻粉一钱，胆矾八分，为细末，挝破傅之，其效如神。

秘传涤风散　治杨梅疮风漏，一切风症。此方购费珍价。见痔漏类。

秘传熏洗方

防风　荆芥　川芎　白芷　连翘　苍术　黄芩　艾叶　何首乌　皂角刺　白鲜皮　地榆　威灵仙　金银花　苍耳草

上细切，各等份，用水五升煎，乘热，先熏后洗。

秘传灸法：治杨梅疮初起，灸三五壮后，不再发。

疳疮方法

秘传平秽散治下疳疮，又名妒精疮。宜禁房事，临卧含水一口，免与阳则不痛。

瓦垅子火煅　五倍子炒　孩儿茶各一钱　片脑二分

上为细末，先以防风、荆芥、乌药、地榆、苦参各等份，用水五升煎，入小瓶内，将玉茎纳入熏洗，后敷疮上，立瘥。

癣疮方法

秘传息搔散治虫癣。

生白矾一两　硫黄五钱　槟榔一个

上为细末，取羊蹄根捣真汁，和生蜜少许，调如粥厚，先以川山甲抓破患处传之，如疮过一运，立效。

秘传宁痒散治风虫顽癣。

川槿皮一两　红娘子　青娘子各七个　斑蝥三个，去翅　贝母五钱　槟榔二个

上细切，用水浸，露三日夜，擂碎。先以川山甲挝破，用鹅翎搽之，立已。

疥疮方法

秘传靖肤散

大风子四十九枚　枯白矾　真川椒　蛇床子　水银各三钱
樟脑五钱

上各为细末，入水银，共再研匀，用柏油调敷。一方用荞麦面一两，炒黄硫黄一钱，另研细，用柏油烛调敷，皆有奇效。

秘传一擦光治疥疮，及妇人阴蚀疮、漆疮、天火丹诸恶疮毒神效。

蛇床子　苦参　芜荑各一两　雄黄　大风子去壳　川椒各半两　硫黄　轻粉　樟脑各二钱　枯矾一两二钱

上各为细末，用生猪油调匀敷之。

秘传愈疥散治疥疮并小儿癞头。

牛皮岸即熏牛皮烟岸也，如无以香炉岸代　蛇床子　硫黄　黄柏　黄丹各一两　雄黄　大风子去壳　川椒各半两　枯矾二两　轻粉二钱

上各为细末，以生猪油调匀敷之。

臁疮方法

秘传碧云膏治臁疮神效。

真麻油四两　黄蜡三两半　铜青三钱　轻粉三分　古铜钱三文
鲜桃柳枝各七枝

上于五月五日制。先以香油煎三五沸，入蜡并钱煎，至浮落。入铜青以桃柳枝不住手搅煎，至滴水成珠。入轻粉再煎一沸，以纸滤去渣，用瓷碗盛贮，待冻扫净土地，覆地上一宿，出火毒。每用量疮大小，捻作薄饼，摊置毡上，贴患处外，以绢帛系定。过三日，打开转贴毡一面，再贴三日，换药后贴如前。

汤火疮方法

神效当归膏 治汤火伤。此方敛疮者，生肌肉、拔热毒、止疼痛。

当归细切　黄蜡各一两　麻油四两

上先将当归入油煎焦黑，去滓，次入蜡，急搅放冷，以瓷碗盛，出火毒。用时以故帛纸摊贴。一方用白蜡。凡初伤，必用盐罨护肉，坏后敷药则易愈。

秘传愈熁群方 治汤火疮。

用黄蜀葵花浸油内，以油敷患处，或晒干研末，油调敷之。一方用蓖麻子肉研烂，入蛤粉等份，如干再入香油少许调敷。一方用定粉研细，入猪脂调敷。一方用绿豆粉、轻粉少许，槐树皮去粗皮焙干，为细末，香油调敷，湿则干掺。一方用荞麦面炒黄，以井花水调敷。

腮毒方法

秘传地黄膏 治嘴腮肿毒，或疮疖，或好食煎烤之物生肿毒，皆宜服之。

生地黄二斤　麦门冬半斤　败龟板半斤，酥炙，另为末

上细切，用水一斗，煎至五升，滤去渣滓，再煎如稠饧，下龟板末顺搅煎，滴水中不散为度。以瓷罐盛贮，埋地下三日，出火毒取出。不时白汤调服，酒调亦可。

金疮方法

秘传桃花散 治刀刃伤破，及竹木刺皮出血，用之止血生肌。

川归　赤石脂　血竭　乳香　没药　滑石　炉甘石煅　或加何首乌

上各等份为细末，掺伤处。初伤者加龙骨少许，久者加樟脑少许。

正铁箍散兼治诸般恶疮。

贝母五两，去心　白芷二两　龙骨二钱　苍耳草烧存性，醋拌，二两

上为细末，用水调或香油调敷，湿则干掺。一方治跌仆，一时无药，急取裤中扳枝花贴患处，尤妙。

乳痈方法

秘传速效方治女人内外吹奶。

鸭儿花根叶稍长而圆，有刺者是，取根一握，去皮骨　葱白连根叶，三茎

上细切，入川椒九粒共捣，以好生酒或醇酒一盏，煎至八分，去渣温服。宜少卧出微汗，立瘥。渣滓加盐少许敷患处，亦妙。

若肿已成，不消，用疗肿灸法，灸三五壮，再服前剂，尤捷。

秘传羌活保生汤

秘传阿魏万灵膏并见疮疡类。

妇人不孕四十

妇人不孕者，多因经水失期，或多寡不匀。若气虚宜补气，血虚宜补血，若肥盛不受胎者，宜行湿燥痰，使经水匀行。依期男子交会，不相愆候，鲜有不孕者矣。

秘传种子方

诀云：俟女人天癸净后，男女各寝，男子日服四物汤一帖，

以补血之不足，女人日服四君子汤一帖，以补气之不足。服至三十日，三十帖止，再俟天癸净乃同寝。感时偏任左体，力施精亦要偏注其左，盖子宫有二穴，左穴受之成男，右穴受之成女故也。既受精后，令女人侧左体，曲左足而卧，良久不拘。直隶无锡县，一谈姓老人无子，晚得此方，一岁生三子，今皆总角矣，极验极验。受此方者，冀当遍传以广斯道也。

又诀云：三十时中两日半，二十八九君须算。落红满地是佳期，金水过时空霍乱。霍乱之后枉费工，树头树底觅残红。但解开花能结子，何愁丹桂不成丛。此盖妇人月经方绝，金水才生，此时子宫正开，乃受精结胎之候，妙合太和之时，过此佳期，则子宫闭而不受胎矣。然男女之分，各有要妙存焉。如月候方经一日、三日、五日交会者成男，二日、四日、六日交会者成女，过此则不孕矣。又云：阴血先至，阳精后冲，纵气来乘，血开裹精，阴外阳内，则成坎卦之象而为男。若阳精先入，阴血后参，横气来助，精开裹血，阴内阳外，则成离卦之象，而为女。若胎成三月之内，男女未分之时，亦有转女为男之术。其法：以铁斧一柄，置于孕妇床席之下，勿令人见知，更佩雄黄一二两于孕妇身左，或佩萱花亦可。以上三法皆验，不可轻忽。传曰：不孝有三，无后为大。古诗云：无官一身轻，有子万事足。诚哉是言也，无嗣者宜深思之无怠。

调经散 治经水不调，或前或后，或多或少，或逾月不至，或一月两来，皆可服。

当归酒洗，一钱半　麦门冬二钱　吴茱萸择去闭口者，泡七次，焙干　肉桂各五分　人参　半夏泡七次　白芍药　牡丹皮　川芎各一钱　阿胶珠　甘草炙，各七分半

上细切，用水二盏，姜三片，煎至一盏，去渣，空心稍

热服。

调经散治月经过期不行宜服。

当归一钱半　川芎　桂心　甘草各五分　熟地黄　白芍药
香附子　莪术　苏木各一钱　木通八分　红花三分　桃仁二十个，
去皮尖，研细

上细切，用水一盏半，煎至一盏，去渣，空心温服。

调经散治月经先期而来宜服。

当归身钱半　生地黄　条芩　香附子各一钱　白芍药　黄连
姜汁炒，各八分　川芎　阿胶珠　艾叶　甘草　黄柏　知母各五分

上细切，用水二盏，煎一盏，去渣，空心温服。

香附调经丸治月经不调，血气刺痛，腹胁膨胀，头眩恶心，崩漏
带下，并皆治之。

香附子杵去皮毛，不拘多少，米醋浸一日夜，用砂锅煮令香熟，
水洗焙干。

上为细末，醋糊丸，梧桐子大，每服五十丸，淡醋汤下。

六味地黄丸治妇人阴血不足，无子者服之，能致胎孕，方见前集
丸类。

妇人诸证琐琐，不及备录，医者宜参究先儒之论，按理先
儒之方则详矣。

胎前四十一

胎前者，宜养血安胎，不可用热剂，盖血得热则行，得冷
则凝。夫胎凉则安，胎热则堕，理之必然，四物汤为当。

四物汤

当归　川芎　白芍药　熟地黄

上细切，用水二盏煎服。若妊娠下血不止，本方加艾叶三十片、阿胶珠一钱，每服四钱，加乌梅肉少许煎，进三四服即止。或以本方加阿胶珠、白术、条芩、砂仁、香附、糯米。如恶阻，从痰而治，本方去地黄，加陈皮、半夏曲、砂仁、神曲、麦芽、藿香、白术、陈仓米。有热加姜汁、炒芩、连、栀子。如子烦，脉虚大无力，或怔忡手战，及时有微热，本方加人参、白术、黄芩、甘草、酸枣仁、远志、麦门冬、地骨皮。如七八个月，面目及四肢浮肿，本方加茯苓、泽泻、白术、条芩、炒栀子、厚朴、麦门冬、甘草梢。或以本方加紫苏、桔梗、黄芩、大腹皮、枳实、滑石。如忽然口噤吐沫，不省人事，言语错乱，本方合二陈汤加麦门冬、竹茹、远志、石菖蒲。如感冒风寒，头痛、发热、身痛，本方合小柴胡汤，加细辛、白芷、防风、羌活。

胎漏方法

固胎散治胎漏下血。

条芩五钱　白术一两　砂仁炒　阿胶珠各三钱

上为细末，每服二钱，煎艾汤调下。

安胎饮治孕成之后，觉胎气不安，或腹痛，或腰疼，或饮食不美宜服，或至五六个月，常服数帖甚好。

白术　川归　白芍药　熟地黄各一钱　人参　川芎　陈皮　条芩各半钱　紫苏　砂仁　甘草各三分

姜水煎服。

腹痛方法

独圣散治胎前心腹诸痛，胎动不安，安胎止痛，行气故也。若非八九个月，不宜多服。

砂仁不拘多少，去皮略炒

为细末，每服一匕，热酒或艾汤、米饮、盐汤皆可调服。如觉胎中热，即安矣。大抵妊妇不可缺此。

达生方法

引方

达生散治孕至八九个月，服十数帖甚好，则易产，腹少疼痛。

大腹皮原本三钱，恐太多，今用一钱，用酒洗晒干，再用乌豆汁洗净，方可用，恐鸩毒害人　人参　陈皮　紫苏连梗叶，各五分　白芍药　白术　当归各一钱　甘草炙，二钱　黄杨脑七个，食少、胎痛勿用

上细切，用水二盏，葱五叶，煎一盏，去渣服。春加川芎、防风，如夏加芩、连、五味子，秋加泽泻，冬加砂仁，或通加枳壳、砂仁。胎动不安，加金银三五钱，野苎麻根一钱。气上逼心，加紫苏、地黄。性急加柴胡，多怒再加黄芩佐之。食少加砂仁、神曲。渴加麦门冬、黄芩。能食倍加黄杨脑。此物能瘦胎不长。有痰加半夏曲、黄芩。气虚倍加参、术。气实倍陈皮，加香附子。血虚倍当归，加地黄。形实倍紫苏。有热加黄芩。有食积加山楂。腹痛加木香。

养胎散临月用之，能养胎元。

当归　川芎　黄芩　陈皮　白术　香附各一钱　白芷半钱　甘草二分

上细切，用水二盏，煎去渣，调六一散一钱服。若虚加人参七分。

催生方法

益母丸治妇人胎前产后，及经中诸般奇病，并赤白带，恶露时下不

止，无所不疗，乃妇人之仙药也。

益母草一名茺蔚子，紫花方梗，是五月采，阴干八两，手折去根，勿犯铁器。　川当归七钱　赤芍药六钱　南木香五钱

上为细末，炼蜜为丸，如弹大。每服一丸，用童便、好酒各半盏，化开服。若急用时，取益母草生者，连根捣烂，去渣，再用童便好酒和匀服。若临产时服一丸，安魂定魄，破血止痛，养血脉，调经络，诸病不生。若胎前因跌仆触动胎气，漏胎下血等证，并产后诸疾。悉见济阴方加减，作汤化下。

芎归汤治胎前因事跌仆，子死腹中，恶露妄下，疼痛不已，口噤欲绝一切等证，临产催生，胞衣不下。

当归酒洗，一两　川芎七钱　陈皮去白，五钱，惟催生用，胎前只用芎归，勿用陈皮

上细切，用水二大盏，煎至一盏，入酒一盏，再煎顷时，去渣服。

产后四十二

产后者，须大补气血为主，或有杂证，不可用寒凉之剂。

秘传归参汤

当归　人参　川芎　白术　生地黄　陈皮　白茯苓　甘草炙

上细切，用水二盏，姜三片，枣一枚，煎去渣，温服。若腹胀痛，发寒热者，是恶露未尽，去人参加桃仁、红花、干姜、肉桂、五灵脂半生半炒，甚不已者，加熟附子一片。此谓阳有余而阴不足，故生内热，更加炒黑干姜引入肝分，理去旧血，致生新血也。

产后杂证方法

新产不可用芍药，以其酸寒能伐发生之气十日内忌之，故以黄芪四物汤为补虚之要药，以黄芪易芍药是也。若气虚者，本方加参、术、茯苓、甘草。发热者加干姜。若自汗多者，少用川芎，勿用茯苓，倍加蜜炙黄芪。若口渴加五味子、麦门冬。若腹痛者非芍药不可。虽新产以酒重炒用，去酸寒之毒，何害之有。若恶露不尽作痛，四物汤煎去渣，调香附、五灵脂末服，甚者加桃仁泥四五分。新产子宫未敛作痛，名儿枕痛，又名瘕母块痛。用醋炒芍药、粟壳、甘草水煎，入少米醋或以三物为末，醋汤调服，酸以收之之义也。若产后有恶血不去，发寒热，成癥瘕者，四物汤加三棱、莪术、乳香、没药、香附、五灵脂、干漆、桃仁、红花之类。若产后腹痛不息，宜四物加乌药、香附、桂心、高良姜、陈皮，童便和醋煎服，甚效。若产后月余，经道淋沥不止，四物汤加白芷、升麻，煎调血余灰服。若产后阴痛，四物加藁本、防风。若产后通身浮肿，四物加乳香、没药、桂心、木通、大腹皮、良姜、血竭、槟榔、海金沙。若产后子肠不收，八物汤加升麻、防风，须以酒炒黄芪为君。

若产后中风，口眼歪邪，八物加附子、荆芥，少加防风、羌活。若产后血晕，用鹿角一段烧存性，出火毒为末，酒调灌下即醒。或用韭叶细切，盛于有嘴瓶中，以滚醋沃之，急封瓶口，以瓶嘴纳产妇鼻中即苏。或用秤锤砖石烧红，投醋中熏之。

小产方法

补气血汤 治小产下血不止。

人参 黄芪 当归 白术 白芍药 艾叶 甘草炙 阿胶炒 川芎 青皮 香附 砂仁

上细切，用水二盏，煎一盏，去渣服。

补血定痛汤治小产心腹疼痛。

当归　川芎　熟地黄　白芍药各一钱　延胡索七分　桃仁去皮尖，研细　红花各三分　香附子　青皮炒黑　泽兰　牡丹皮各五分

上细切，用水一盏半，入童便、酒各半盏，煎至一盏温服。

小儿四十三

小儿者，参考其证，大半胎毒而小半伤食，外感风寒者十居一二。故其气体嫩弱，易寒易热，用药不可太骤，大概以四君子汤加减调治之。其有变蒸、惊搐、疳虫、疮疹等证，与大人异者，其余诸病，则准大人治。略具一二，以见治法焉。

变蒸方法

惺惺散、四君子汤，加栝蒌根、川芎、桔梗、细辛少许，薄荷煎服。

急慢惊风方法

小儿惊啼，手足瘛疭，睡卧不宁，宜四君子汤加全蝎去头足、炒钩藤、炮白附，姜水煎服。

急惊宜四君子汤加白附、全蝎、金箔为末，薄荷汤调下。

慢惊宜四君子汤加生黑附、蜈蚣末、蝎梢，共一字，姜汤调下。

抱龙丸治小儿诸惊，四时感冒，邪热烦躁，痰嗽气急，欲出痘疹，发搐等证。药性温平，常服驱风化痰，镇心神。

琥珀　人参　天竺黄　白檀香　白茯苓各七钱半　甘草炙，

两半　枳壳麸炒　枳实麸炒，各半两　辰砂水飞，二两半　山药炒，八两　金箔五十片，后研　牛胆南星炒，半两

上各为细末，一处和匀，新汲水丸如芡实大，阴干，每服一丸。用薄荷汤，或葱白汤，痰嗽淡姜化下。

南星膏治小儿精神不定，恍惚不宁，恐畏多哭。常服祛风退热，消痰镇心，除百病。

牛胆南星腊月，以南星为末，填入黄牛胆中，阴干风处百日取用，宜亲手修制者佳，称五钱炒　人参　白术　山药炒　白茯苓去皮　白茯神去心　羌活　甘草炙　白僵蚕去嘴，炒　全蝎去毒，以薄荷汁浸炙，各三钱　辰砂二钱，水飞，另研　麝香一字

上各为细末，一处和匀，炼蜜丸如芡实大，金箔为衣。每服一丸，食后用薄荷汤调化服。

秘传泻肝汤治小儿肝经火旺有余，目睛动摇，痰气上升，或壮热惊搐，面色红，脉有力，脾胃无伤，宜用。

川芎　白芍药炒　半夏汤泡　白茯苓各八分　当归酒洗　柴胡　橘红　枳壳炒　天麻各六分　黄连酒炒　甘草生，各四分　薄荷三分

上细切，用水一盏，姜三片，煎服。

秘传补脾汤治小儿脾经不足，土败木来侮，目睛微动摇，微惊搐，或潮热往来，脾胃有伤，饮食少进，或泄泻呕吐，面色黄，脉无力，宜补脾胃。

白术一钱三分　黄芪蜜炙　当归酒洗　川芎　陈皮　人参　肉豆蔻煨　神曲炒　干葛各五分　白芍药一钱，酒炒　白茯苓　半夏各七分　黄连炒　炙甘草各四分

上细切，用水一盏半，姜三片，煎服。

秘传安神汤治小儿心血虚而火动，睡中惊动不安，或受惊吓而作

主，清心安神降痰。

人参　半夏泡　酸枣仁　白茯神各一钱　当归酒洗　陈皮去白　赤芍药炒，各七分　五味子五粒　炙甘草三分

上细切，用水一盏，煎去渣，纳生姜汁、竹沥研细，用牛黄末半分服。

若温暖月，及觉心经热多，加生地黄、山栀仁各五分，麦门冬七分，淡竹叶。若方饮食，因惊而食即停住不化，须先消饮食，然后治惊。惊药内仍须用白术、麦芽以理胃也。惊则气散，宜收补真气，惊则痰聚，宜化痰。

秘传镇惊丸治惊退后，调理安心神，养气血，和平预防之剂。

天竺黄另研　人参　茯神　南星姜制，各半两　酸枣仁炒　麦门冬去心　归身酒洗　生地黄酒洗　赤芍药煨，各三钱　薄荷　木通去皮　黄连姜汁炒　山栀仁炒　辰砂另研，水飞　牛黄另研　龙骨火煨，各二钱　青黛另研，一钱

上为细末，蜜糊丸，如绿豆大，每服三十丸，淡姜汤送下。

疳证方法

秘传槟榔丸治小儿疳病积气成块，腹大有虫等证。

槟榔一两　三棱煨，去毛，醋炒　莪术醋炒　青皮去穰，麸炒　陈皮去白　雷丸去壳　干漆炒无烟　使君子肉　山楂肉　麦糵面炒　神曲炒黄，各半两　芜荑水洗净，二钱半　鹤虱略炒　木香不见火　胡黄连　甘草炙，各三钱　良姜二钱，陈壁土炒　砂仁一钱

上为细末，醋糊丸，如绿豆大，每服三五十丸，空心淡姜汤下。

秘传治疳汤治小儿大便色泔白，小便昏浊，或澄之如米泔，此泔病也。

山楂肉　白芍药炒　白茯苓　黄连姜汁炒　白术　泽泻各

一钱　青皮四分　生甘草三分

上细切，用水一盏，姜、枣煎服。

秘传芦荟丸治小儿疳积腹大，此小儿之要药也。

胡黄连　芦荟　黄连炒　使君子去壳，各五钱　神曲炒一两

阿魏　青黛各二钱，另研　麝香少许，另研

上为细末，稀糊丸，如黍米大，每服三十丸，白术汤或米

饮下。

吐泻方法准大人治。

加减参苓白术散治小儿吐泻。

人参　砂仁炒　莲肉去心，各半两　白茯苓去皮，八钱　土

白术一两　甘草炙，七钱　肉果炮，四钱　诃子炮，去核　干姜炒，

各二钱

上研为细末，每服三分，清米饮汤调下。

藿香正气散治小儿吐泻，见大人感冒类。

香砂养胃汤治小儿伤食吐泻，见大人内伤类。

理中丸治小儿霍乱吐泻，见前集丸类。

痢疾方法准大人治。

秘传香连丸治小儿赤白痢，以下三方并见大人痢类。

参苓白术散治小儿脾胃虚弱，噤口痢疾。

三黄熟艾汤治小儿热积脏腑，下痢赤白，及伤寒四五日大下热痢，

及麻疹后下痢。

食积方法准大人治。

消食丸又名消乳丸，治小儿腹胀腹痛，消积滞，化乳食，大人内伤

亦宜。

砂仁炒　橘红炒　三棱炒　莪术炒　神曲炒　麦蘖炒　甘草

炒，各半两　香附炒，一两

上为细末，汤浸蒸饼为丸，如麻子大。每服二三十丸，食远白汤送下，量儿大小加减。愚尝加土白术、红曲各五钱，为细末，每服三分，米饮调下，效。

秘传保和丸治小儿脾胃虚弱，饮食不能克化，日久羸瘦。

山楂四两　陈皮去白　白茯苓去皮　半夏曲各五钱　萝卜子二钱五分　白术　使君子去壳　神曲炒　麦蘖炒，各一两　木香二两二钱四分　砂仁四两四钱　黄连四两五分

上细末，水发为丸，如萝卜子大，每服一钱，米饮送下。

香砂养胃汤治小儿伤食，脾胃不和，腹痛等证，见内伤类。

秘传解肌理中汤治小儿食积郁热，发于肌表，潮热往来，主理中而清阳明之热。

白术　山楂肉　白芍药炒，各一钱　黄连炒　枳实麸炒　川芎　香附子炒　升麻各七分　干葛一钱二分　生甘草　炙甘草各三分

上细切，用水一盏半，生姜三片，煎去渣服。若积去后，潮热未除，减山楂、枳实、香附、川芎，加人参、黄芪、陈皮、石膏各五分，薄荷二分，白术三分。有痰加半夏六分。

腹痛方法准大人治。

理脾消食散治小儿腹痛，多是饮食所伤致耳，此方主之。

白术一钱半　陈皮　青皮各七分　山楂肉　神曲炒　麦芽炒　砂仁炒，各一钱　甘草炙，五分

上为细末，每服一钱七分，清米饮汤调服。痛甚者磨木香入服，若有寒，加藿香、吴茱萸各五分，有热加酒炒黄芩七分。

虫动方法

使君子丸治小儿脏腑虚滑，及疳瘦下痢，腹胁胀满，不思乳食，若

常服安虫补胃，消疳肥肌。

使君子去壳，一两，面裹煨熟，去面，细切焙干。　厚朴去粗皮，姜汁炙　诃子半生半煨，去核用　青黛如兼惊带热渴，即入之，如脏腑不调不用。　甘草炙，各半两　陈皮去白，二钱五分

上为细末，炼蜜和丸，如芡实大。每服一丸，米饮化下，或乳汁化下，不拘时服。

灵矾散治小儿虫咬心痛欲绝者。

五灵脂酒研，飞去沙净为末，二钱　枯白矾五分

上共为末，每服二钱，水一盏，煎至五分，不拘时服，吐虫出愈。

感冒方法

秘传百解散

治小儿感冒风寒，身热咳嗽，欲出瘾疹，并痘后欲出麻疹，俱宜服之。

人参七钱　甘草炙，三钱半　白术　白茯苓各六钱　黄芪炒陈皮去白　糯米炒，各五钱　升麻炒，二钱　川芎　白芷各三钱天麻二钱半　僵蚕炒，一钱半　南星姜制，五分

上为细末，每服三分，伤风用姜汤或葱汤，欲出麻疹，用姜汤。热甚用薄荷汤调下。

加味二陈汤治小儿感冒发热，鼻流清涕，或咳嗽痰吐，沉重者宜服之。

陈皮去白　半夏汤泡　桔梗米泔浸　川芎各五分　白术一钱黄芩酒炒　薄荷各三分　防风　甘草炙，各四分　白茯苓去皮　桑白皮蜜炙，各七分

上细切，用水一盏半，生姜三片，煎至八分，去渣服。

惺惺散 用四君子汤加天花粉、川芎、桔梗、细辛少许、薄荷，煎服。

参苏饮 治同前证，见大人感冒类。

藿香正气散 治小儿身热咳嗽，吐泻等证，疑似出痘疹，见大人感冒类。

痰证方法

加味白丸子 治小儿风痰壅盛。

南星半两，细切，以白矾汤泡，日干，或生姜汁制　白附子二两，姜制　半夏汤泡，半两，生姜汁制

上为细末，面糊丸，如芡实大，每服一丸，姜蜜薄荷汤任化服。

重舌木舌方法

小儿重舌木舌，乃舌下生舌也，切不可以刀剪伤之，后致言语混沌，为没齿之疾。

秘传宁口散 治小儿重舌马牙，口舌生疮，咽喉不利，方见大人齿病类。

一方用蒲黄、竹沥调匀，敷舌下，神效。甚者，以三棱针于舌下紫脉，刺之出恶血，即愈。

口疮鹅口方法

小儿口舌生疮，系心脾热所致，愚尝以头发作一小帚，每日沾荆芥汤拭儿口中，今幸有四子皆无口内诸病。

秘传宁口散 治证同前。

秘传黄鳝血 治小儿口疮鹅口，因白屑满舌，及两唇有疮，故名鹅口。

用黄鳝一条，紧拿鳝头，斩断尾，取其血拭口中，神效。

一方用针挑破桑树，取白汁涂之，治脐风马牙鹅口，口舌生疮，神效。若初生小儿，时时与看，频敷桑汁，不然舌硬紧，渐至撮口则难为矣。

齿病方法准大人治。

秘传清热汤治小儿齿肿流涎，腮肿马牙，主阳明之热。

升麻　川芎　半夏汤泡　白芍药炒，各七分　干葛　防风　黄连酒重炒　生甘草各五分　石膏火煅　白术各一钱　白芷三分

上细切，用水一盏半，煎八分，去渣，食后热服。若能漱者，减白术、半夏，水煎，含漱左右肿痛处，吐之。

秘传宁口散治小儿齿龈肿痛，马牙疳等证。

秘传神应散治小儿走马牙疳，并见大人齿病类。

头疮方法

秘传龙脂膏治小儿满头肥疮。

用松脂，不拘多少，为细末。厚铺青绵布上，卷成条子，浸于真麻油内，顷时取出，烧取油敷头疮上，神效。

耳患方法准大人治，因水误渗入积成脓。

用兔耳草又名叶下红，山涧间多有采叶三五个，捻取真汁滴耳中，效。

索 引

（按笔画排序）

二画

二丹丸·····················66

二陈汤·················46，78

二陈汤加黄连············46

丁香散·····················57

丁香楝实丸···············63

十四味建中汤···········43

十全大补汤······43，87，115

十全大补汤加益智仁····43

七气汤·····················44

七气厚朴汤···············45

人参石膏汤···············45

人参养胃汤···········76，81

人参膏·····················90

八味丸·····················59

八味顺气散···············55

八物汤·················47，87

八物定志丸···············59

三画

三才封髓丹···············68

三黄丸·····················62

三黄熟艾汤··········84，131

大羌活汤··················50

大补阴丸··················90

大建中汤··················39

大承气汤··············41，83

大秦艽汤··················45

大柴胡汤··················42

小半夏汤··················42

小建中汤··················42

小柴胡汤··················41

小柴胡汤加天花粉······41

小柴胡汤加生地黄······41

小柴胡汤加竹茹·········41

小柴胡汤加吴茱萸·············41

小柴胡汤加青皮、枳实、山栀
···························41

小柴胡汤加枳壳············41

小菟丝子丸·················61

小续命汤····················40

千金托里散··············114

川芎散······················58

川苦楝散···················57

四画

天真丹·······················68

无比山药丸················58

木香导滞丸·······76，108

木香顺气汤················48

木香流气饮················51

木香散·······················57

木香蹋气丸·················63

五苓散················57，71

五淋散··········54，108

五膈宽中散················54

中满分消丸·················63

内托复煎散··············114

牛膝丸·················64，95

升阳去热和血汤·········47

升阳顺气汤去黄柏·······49

升阳散火汤·················50

乌药顺气散················54

六一散·········55，83，108

六郁汤·······················77

六味地黄丸······58，90，123

引方······72，74，77，78，83，
87，92，95，109，125

巴戟丸·······················59

双和汤·······················44

五画

正铁箍散兼··············121

甘桔汤·······················44

左金丸·······················64

平补镇心丹················66

归脾汤·······················46

四七汤·······················45

四七汤加桔梗、枳实·······102

四白丹·······················68

四君子汤············46，87

四君子汤加五味子········46

四君子汤加五味子桔梗·······46

四物汤········46，87，123

四物汤加木通···········46

四物汤加青皮···········47

四物汤加炒蒲黄········47

四物汤加桂··············46

四逆汤·······················40

白芷散·······················56

白虎汤················40，71

半夏泻心汤······41

加味二陈汤······76，78，133

加味小柴胡汤······81

加味化痰丸······79

加味白丸子······134

加味虎潜丸······88

加味调中益气汤······92

加减参苓白术散······131

加减润肠丸······76，108

加减清膈化痰丸······78

六画

托里十补散······115

托里散······114

地芝丸······65

耳患方法······135

芍药汤······51，83

芎归汤······126

达生散······125

当归四逆汤······39

当归四逆汤加吴茱萸······40

当归拈痛汤······48，99

吐泻方法······131

朱砂安神丸······59，75

朱砂滚涎丸······60

交加饮子······52

产后杂证方法······127

安胎饮······124

导赤散······53，108

导痰汤······78

防风通圣散······56，115

七画

麦门冬饮子······52

苏子降气汤······43

还少丹······67

助气丸······60

吹油法······109

彻清煎······53

彻清膏······93

羌活冲和汤······72

羌活胜湿汤······49

羌活愈风汤······43

沉香鹿茸丸······60

补中益气汤······48，74，87

补气血汤······127

补血定痛汤······128

补阴丸······65

补肺散······55

补益肾肝丸······58

灵矾散······133

阿魏万灵膏······99

附子理中丸······60

八画

青州白丸子······61

青娥丸······58，95

抱龙丸·························· 128
奔豚丸·························· 66
齿病方法······················· 135
明目细辛汤····················· 50
易老门冬饮····················· 52
固胎散························· 124
败毒散····················· 53，115
使君子丸······················ 132
金花丸························· 64
金锁镇元丹····················· 67
肥气丸························· 65
备急大黄丸················· 76，109
泻白散························· 55
泻青丸························· 66
治风煎························· 53
参术调中汤····················· 50
参苏饮················· 53，72，134
参苓白术散··········· 77，83，131
草豆蔻丸···················· 63，75

厚朴丸························· 64
省风汤························· 45
胃苓汤····················· 49，84
香连丸····················· 62，83
香附调经丸···················· 123
香砂养胃汤············· 131，132
香薷饮························· 52
复元通气散····················· 57
保和丸····················· 75，83
食积方法······················ 131
胜金丸························· 62
独圣散························· 124
独活寄生汤····················· 95
独活散························· 56
养胎散························· 125
洗肝散························· 53
神仙蜡矾丸···················· 114
神效当归膏···················· 120
神效黄芪汤····················· 51

九画

茵陈四苓散···················· 109
茵陈蒿汤······················· 40
茱萸内消丸····················· 60
茯苓汤························· 45
茯苓琥珀汤····················· 51
南星膏························ 129
枳术丸····················· 64，75

十画

班龙丸························· 89
盐煎散························· 54
真武汤························· 42
桂枝汤························· 39
桂枝汤加人参··················· 39
桔梗汤························· 44
桃仁承气汤····················· 42

秘传一醉不老丹……………89

秘传一擦光……………… 119

秘传人参鳖甲饮…………81

秘传三意酒………………90

秘传万病遇仙丹…………83

秘传千捶膏……………… 113

秘传飞步丸………………98

秘传马蔺花丸……………97

秘传开明银海丹………… 100

秘传木香化气汤…………96

秘传木通汤……………… 108

秘传风藤造酒方…………99

秘传乌药顺气散…………98

秘传乌须万应散………… 103

秘传玉液还丹……………90

秘传正胃丸………………85

秘传龙脂膏……………… 135

秘传平疟饮………………81

秘传平毒散……………… 115

秘传平秽散……………… 118

秘传归参汤……………… 126

秘传生肌散……………… 113

秘传宁口散…… 102，134，135

秘传宁痒散……………… 118

秘传加味二陈汤……………

…………… 84，85，86，102

秘传加味二陈汤方…………79

秘传加味二妙丸……………99

秘传加味四君子汤……… 105

秘传加味四物汤…86，105，106

秘传加味枳术丸……………93

秘传加味凉膈散………… 103

秘传加味醉仙散………… 117

秘传加减八味汤………… 104

秘传加减八珍汤……………91

秘传加减川芎茶调散………93

秘传加减平胃散……………82

秘传加减芩连四物汤……… 104

秘传加减省风汤……………69

秘传加减香薷饮……………71

秘传加减调中汤………93，94

秘传加减理中汤……………70

秘传加减渗湿汤……………71

秘传发灰丸………… 104，108

秘传地黄膏……………… 120

秘传百解散……………… 133

秘传当归地黄汤………… 100

秘传团鱼羹………………84

秘传竹叶灰丸…………… 104

秘传安神汤……………… 129

秘传芦荟丸……………… 131

秘传助脾渗湿汤…………87

秘传围药解和散………… 112

秘传返魂汤……………… 113

秘传灸法…………………… 82

秘传羌活保生汤……… 112, 121

秘传补中参术汤………… 97

秘传补阴汤…………… 107

秘传补脾汤…………… 129

秘传灵脂遏痛汤………… 94

秘传阿魏万灵膏……… 115, 121

秘传妙方…………… 116

秘传妙济饮………… 112

秘传拔毒丹…………… 113

秘传明目补下丸………… 100

秘传固本牛胆丸…………88

秘传败毒散………… 112

秘传和中饮……………83

秘传金箔镇心丸………… 106

秘传泻肝汤…………… 129

秘传治血淋方………… 108

秘传治肠风下血丸………… 104

秘传治痔汤………… 130

秘传茵陈散………… 109

秘传点眼光明丹…………… 101

秘传香连丸……… 83, 131

秘传种子方…………… 121

秘传秋石丹……………91

秘传保和丸………… 132

秘传洞关散………… 102

秘传神应散………103, 135

秘传除厉散…………… 117

秘传捉虎丹……………98

秘传真人活命汤……… 112

秘传桃花散………… 120

秘传速效方………… 121

秘传息搔散………… 118

秘传涤风散……… 110, 118

秘传通塞散………… 107

秘传黄连地黄汤……… 106

秘传黄鳝血………… 134

秘传梨汁饮………… 101

秘传清咽散………… 101

秘传清热汤………… 135

秘传遗粮汤………… 117

秘传隔矾灸法………… 110

秘传蒲黄散………… 102

秘传愈风丹……………99

秘传愈刚散………… 103

秘传愈疥散………… 119

秘传愈燋群方………… 120

秘传解肌理中汤………… 132

秘传靖肤散………… 119

秘传碧云膏………… 119

秘传槟榔丸………… 130

秘传熏洗方…… 110, 111, 118

秘传褪金丸………… 109

秘传镇惊丸………… 130

离珠丹·····67
凉膈散·····101
凉膈散·····57
益元散·····71
益母丸·····125
益胃散·····55
益黄散·····56
消毒散·····55
消食丸·····131
调中益气汤·····49，75
调经散·····122，123
通气防风汤·····48

十一画

理中丸·····59，131
理中丸加半夏·····59
理中汤·····40
理脾消食散·····132
控涎丸·····62
黄芪汤·····47
黄芪建中汤·····39
黄芪鳖甲散·····56
黄连黄柏知母丸·····66
常山饮·····52
清气化痰丸·····79
清心莲子饮·····108
清暑益气汤·····49，71
清燥汤·····50

十二画

越曲丸·····78
煮枣方·····68
散热饮子·····52
黑锡丹·····67
痞气丸·····65
痢疾方法·····131
温中汤·····47
温六丸·····82
滋阴大补丸·····88
滋肾丸·····65
惺惺散·····134
犀角地黄汤·····42
疏风汤·····48

十三画

感应丸·····61，83
腹痛方法·····132

十四画

槟榔丸·····64
蝉花无比散·····55
蜜导法·····109

十五画

摩腰丹·····96

十六画

橘皮干姜汤·····44
橘皮汤·····47

十八画

蟠葱散·····························54

十九画及以上

藿香正气散········72，131，134

麝香大戟丸·····················61

蠲痹汤·····························44